全国中等职业技术学校美容美发与形象设计专业教材

编写委员会

编委会主任：霍起弟　毛戈平

编委会委员：李　安　姜勇清　郭　岚
郭秋彤　郝桂英　邹　莹
宋立亚

保健按摩（第二版）

编审人员

主编：宋立亚

参编：余小兵

主审：李树明

中国劳动社会保障出版社

简介

本书根据人力资源和社会保障部职业能力建设司颁布的美容美发与形象设计专业教学计划和教学大纲编写，供中等职业技术学校使用。本书采用模块化结构，在保证知识连贯性的基础上，力求浓缩精炼，突出针对性、典型性、实用性。主要内容包括：人体解剖知识，经络、穴位与按摩，按摩的基本手法，全身保健按摩操作步骤，常见伤病康复按摩，足部按摩基础知识和足部按摩的应用等。

本书供全国中等职业技术学校美容美发与形象设计专业使用，也可作为职业培训教材。

在此特别感谢第一版作者王国顺、谢兴和。

图书在版编目(CIP)数据

保健按摩/宋立亚主编. —2版. —北京：中国劳动社会保障出版社，2013
全国中等职业技术学校美容美发与形象设计专业教材
ISBN 978-7-5167-0260-4

Ⅰ.①保… Ⅱ.①宋… Ⅲ.①保健-按摩疗法（中医）-中等专业学校-教材 Ⅳ.①R244.1

中国版本图书馆CIP数据核字(2013)第096228号

中国劳动社会保障出版社出版发行
（北京市惠新东街1号 邮政编码：100029）

*

三河市潮河印业有限公司印刷装订 新华书店经销
787毫米×1092毫米 16开本 9.5印张 159千字
2013年9月第2版 2024年12月第12次印刷
定价：19.00元

营销中心电话：400-606-6496
出版社网址：http://www.class.com.cn
http://jg.class.com.cn

版权专有 侵权必究

如有印装差错，请与本社联系调换：(010) 81211666

我社将与版权执法机关配合，大力打击盗印、销售和使用盗版图书活动，敬请广大读者协助举报，经查实将给予举报者奖励。

举报电话：(010) 64954652

出版说明

本套教材在第一版教材的基础上修订和增补，适用于中等职业技术学校美容美发与形象设计专业。教材根据企业岗位和学校教学需求，按照理论部分和操作部分分别组织教学内容，结构形式清晰活泼，并配有教学视频和电子课件。

教材体系

- 形象设计概论
- 化妆与造型
- 皮肤护理与美体
- 美发技术
- 保健按摩
- 美甲技术

各教材的主要结构

- 章首设置学习目标和章首语。
- 正文理论部分介绍知识及概念，操作部分详解实际操作的方法、流程、技术要领及注意事项。
- 正文中穿插“知识链接”“趣味阅读”“知识拓展”“小贴士”“温馨提示”等栏目。
- 章末设置“思考·练习”。

教材配套的教学资源

- 教学视频光盘包含丰富的操作示范。
- 电子课件可通过职业教育教学资源和数字学习中心（http://zyjy.class.com.cn）免费下载。

目录

绪论

一、按摩在中国的起源与发展

按摩也称按跷、按扤、导引等，是人类最古老的一种疗法，按摩在我国的历史源远流长。

远古至殷商时期：原始社会生产力水平低下，人们在生产劳动中身体受到损伤或生病时会下意识用手抚摸、按揉患处，能收到良好的效果。随着奴隶社会的形成，按摩术也发展成为一门学科。考古发现的殷墟甲骨卜辞就有了“摩面”和“干沐浴”等按摩方法，既可以治病，又可以保健强身。

先秦两汉时期：这一时期中国成为统一的封建集权国家，按摩术也日趋完善，是按摩理论体系化形成时期。春秋战国时期的第一本医学专著《黄帝内经》对按摩术有记载，从其中的《素问·异法方宜论》可推断出当时已有推拿按摩术，其起源地在河南洛阳一带，当时称为按跷，即现在的按摩。我国第一部按摩专著《黄帝岐伯按摩经》也出现于秦汉时期。在《金匮要略》中也已出现关于“膏摩”的记载，并与针灸、导引等方法并列，使用药物外用与按摩结合运用在疗法中。按摩疗法在春秋战国时期就被广泛应用于实践中，秦汉前后较为盛行。

魏晋隋唐时期：这一时期是封建社会的强盛时期，也是按摩术发展的鼎盛阶段，隋朝设立了太医署，并设有按摩博士的职务，在《诸病源候论》每卷之末都附有大量的按摩方法。唐承隋制，设按摩科并开始了有组织的按摩教学工作。膏摩法在当时也有了进一步的发展，在人体体表按摩时，涂上中药制成的膏，一方面可以起到润滑作用，防止体表皮肤损伤，另一方面可以使手法与药物有机结合，增进手法的疗效。《肘后方》《千金方》《外台秘要》均记述了按摩的手法。这一时期按摩术先后传入朝鲜、日本、印度等国家。

宋金元时期：这一时期保健按摩进一步在民间流传，运用的范围更广泛。宋代的《圣济总录》针对每个手法均有具体的分析，人们对按摩治疗作用的认识有了进一步的提高。

明清时期：明代医政设置有按摩科，小儿按摩发展较快，积累了丰富的经验，形成了独特的小儿推拿体系，有小儿推拿专著问世，如《小儿按摩经》等。按摩首次改名叫“推拿”，推拿一词从此时期而得名。

民国时期：按摩处于低潮期，仅在民间得到一定程度的发展。此时，西方一些按摩方法传入我国。

新中国成立后：按摩得以蓬勃发展。许多省、市医院专门设立按摩科，并有专门的按摩培训基地。特别是20世纪90年代以来，中国的按摩越来越受到世界各国的重视和认可，很多国家派专人来我国学习按摩技术。按摩正以它独特的优势和强大的生命力，为中国和世界各国人民作出更大的贡献。

二、职业素养

1. 职业道德

按摩师职业道德是指按摩师在从事按摩工作过程中，应遵循的与按摩职业相适应的行为规范。

（1）优质文明的服务态度

保健按摩师是为人类健康服务的，是一份高尚光荣的职业。在从业过程中要树立正确的人生观，遵守国家相应的法律、法规和本行业的管理规定，坚决抵制不健康按摩。做到尊重宾客、热情服务、语言文明、服务至上，以文明、优质的服务树立行业的良好形象。

（2）认真学习业务知识和技能

按摩是直接涉及人身健康的职业，一名合格的按摩师不仅要了解掌握本职工作的基本性质、业务内容和工作技巧，而且要树立强烈的学习愿望，刻苦钻研相关理论知识，熟悉各类按摩手法，把所学的知识和技能运用于工作实践中。

2. 职业形象

良好的职业形象不仅能展示行为美，而且能体现规范的职业特征。

（1）仪表

按摩师在工作场合应展示出干净、整洁、大方的外在形象，通过每天清洁与细心护理，保持个人的整洁。

1）面部

保持皮肤洁净、润泽、肤色健康。女性可着淡妆，切忌浓妆艳抹，避免过量使用芳香型产品。

2）头发

日常勤洗勤理，不得有油腻、头皮屑或异味，不染怪发。男：头发前不覆额，侧不及耳，后不及领，面不留须。女：轻便短发、自然式束发或盘发挽髻。

3）口腔

口气清新，无异味。忌食气味刺鼻的食物，如烟、酒、葱、蒜、韭菜等。每日定时刷牙，养成饭后漱口的习惯，经常做牙齿检查，保持口腔健康。

4）手部

因工作中用手的机会较多，双手应随时保持清洁。指甲：经常修剪，长度以不超过手指指尖的椭圆形为宜，不能涂抹彩色指甲油。工作时禁止佩戴戒指、手镯、手链等装饰物。

5）着装

按摩师要遵守着装规范，工服要求样式、面料、颜色达到和谐统一，穿着舒适方便，操作灵活自如。要勤于换洗，不允许有污渍、汗渍，力求服装整洁。

6）鞋袜

按摩师应选择舒适、合脚、软底的坡跟鞋或平跟鞋，鞋子以鞋底能防滑为佳，颜色以黑、白为主。保持鞋袜清洁、无异味。

（2）仪态

按摩师要站有站姿，坐有坐相，举止端庄稳重，落落大方。

1）站姿礼仪

按摩师站立要端正，背部挺直，抬头挺胸，眼睛平视，嘴微闭，面带微笑。肩膀自然放松，保持身体稳定，不要摇晃，双手自然下垂。站立时，双脚呈V字形，打开约45°，双膝靠紧，两个脚后跟靠紧，站立时身体不能东倒西歪。站累了，脚可以向后撤半步，但上体仍须保持正直，不可把脚向前或向后伸得过多或叉开很大。

2）走姿礼仪

按摩师行走时，上体正直，步伐轻稳，步速不要过快，行走时忌“内八字”或“外八字”，不能将手插在口袋里，不能勾肩搭背、拉手搂腰等。

3）坐姿礼仪

在工作中足部按摩师一般采用坐姿，保持上身端正，肩部放松，肘关节自然下垂，两腿不要过于叉开或伸出，两脚不可随意在地面敲击发出异响等。

4）蹲姿礼仪

要求下蹲时一脚在前，一脚稍后，两腿靠紧向下蹲。男士两腿间可留有适当的缝隙，女士则要两腿并紧，以免尴尬。若用右手捡东西，可以先走到东西的左边，右脚向后退半步后再蹲下来。注意臀部一定要蹲下来，避免弯腰翘臀的姿势。

（3）语言

按摩师要使用文明规范的语言，应经常使用礼貌用语，如“您好”“请”“谢谢”“对不起”“再见”等。交谈中，使用普通话，发音要清晰，音量要适中，口气要谦和，内容要简明。目光应平视对方眼睛下方位置，并与之有目光交流，面带微笑，切忌目不转睛地盯着对方。

3. 保健按摩服务程序

（1）工作准备

搞好个人卫生，工服穿戴整齐，在标准位置佩戴服务胸卡，不得佩戴手表、首饰等。

（2）迎宾接待

客人入店后，按摩师应表示欢迎，询问客人需求，并引领其至指定按摩床位。

（3）按摩服务

根据客人需求，按规范动作进行按摩，对有特殊情况的客人要仔细询问身体健康状况，以诚恳亲切的语言征询按摩中存在的问题，并耐心解答。

（4）按摩后服务

按摩后要做好客人的保暖工作，询问客人是否需要休息并请其签单付费，对客人给予的赞赏表示诚挚的感谢，以文明的语言欢迎客人再次光临。

4. 按摩禁忌证

时下用保健按摩驱除疲劳或治疗亚健康已较为普遍，但有下列情况时不宜按摩：

（1）皮肤病及皮肤破损者。如湿疹、癣、疱疹、脓肿、蜂窝组织炎、溃疡性皮肤病、烫伤、烧伤等。

（2）感染性疾病。如骨髓炎、骨结核、化脓性关节炎、丹毒等。

（3）内、外科危重病。如严重的心脏病，肝病、肺病、急性十二指肠溃疡、急腹症及各种恶性肿瘤等。

（4）开放性损伤。如做过血管、神经的吻合术者。

（5）血液病或出血倾向。如恶性贫血、紫癜病、血小板减少症、体内有金属固定物等按摩后易引起出血的病症。

（6）极度疲劳、醉酒后神志不清、饥饿及餐后半小时之内的人不宜按摩。

（7）妇女月经期、妊娠期均不适宜做腹部按摩。

（8）久病、年老体弱者及体质虚弱经不起手法作用者。

（9）精神疾病患者。

（10）诊断不明的急性脊柱损伤或伴有脊髓症者不宜按摩。

第一章　人体解剖知识

学习目标：

1. 了解人体基本组成及细胞、组织、器官和系统的基础知识。

2. 了解人体运动系统的主要知识。

3. 熟练掌握人体各部位骨的组成，骨连接的特点，重点部位骨骼肌的起止、作用。

4. 了解循环系统、神经系统的部分相关知识。

人体解剖知识是保健按摩的主要理论基础。人体各系统的组成和生理功能，特别是运动系统、循环系统和神经系统的解剖知识，是从事保健按摩不可缺少的基础知识。本章主要介绍人体运动系统，骨、骨连接和骨骼肌以及循环系统、神经系统的相关解剖知识。

第一节　人体解剖中的基本概念

一、人体的基本组成

1. 细胞

细胞由细胞膜、细胞质、细胞核组成。细胞是人体结构和功能的基本单位。

2. 组织

组织是由多种形态和功能相似的细胞与细胞间质组成的细胞群体。人体的组织共有4种，即上皮组织、结缔组织、肌肉组织和神经组织。

3. 器官

器官是由多种组织构成，能共同行使一定生理功能的结构单位。

4. 系统

系统是由能够完成一种或几种生理功能的多种器官和组织构成。人体共有九大系统，即运动系统、消化系统、循环系统、神经系统、呼吸系统、泌尿系统、生殖系统、内分泌系统和感觉器官（眼、耳、皮肤）。本章将详述与按摩紧密相关的三大系统：运动系统、循环系统及神经系统。

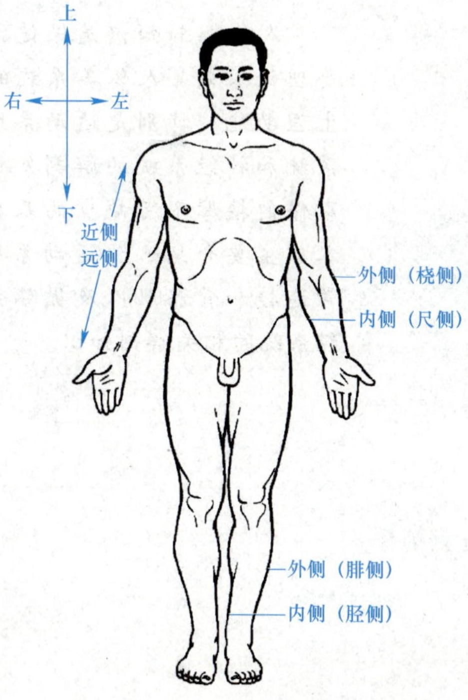

图1—1　人体解剖学姿势

二、人体解剖学基本概念

1. 人体解剖学姿势

人体解剖学姿势（见图1—1）为：人体直立，面向前方，双目平视，上肢下垂于躯干两侧，掌心向前，两足并拢，足尖向前。

2. 常用方位术语（以解剖学姿势为准）

上——近头者为上。

下——近足者为下。

前——距腹部近的为前或称腹侧。

后——距背部近的为后或称背侧。

内——距离内腔近者为内。

外——距离内腔远者为外。

内侧——接近身体正中线为内侧（前臂内侧亦称尺侧，小腿内侧亦称胫侧）。

外侧——远离身体正中线为外侧（前臂外侧亦称桡侧，小腿外侧亦称腓侧）。

远端——四肢远离根部的为远端。

近端——四肢接近根部的为近端。

浅——距身体和器官表面近的为浅。

深——距身体和器官表面远的为深。

3. 人体的轴、面、运动

（1）轴

1）矢状轴　由前向后与身体的长轴（垂直轴）和冠状轴相垂直的水平线，称矢状轴。

2）冠状轴　由左向右与身体的长轴（垂直轴）和矢状轴相垂直的水平线，称冠状轴，又称额状轴。

3）垂直轴　与身体长轴平行、与水平线垂直的轴，称垂直轴。

（2）面（见图 1—2）

1）额状面（冠状面）　沿人体左右方向，将人体或器官分成前后两部分所出现的切面，称额状面。

2）矢状面　沿人体前后方向将人体或器官分成左右两部分所出现的切面。其中沿正中线分成的左右完全对称的两部分所出现的切面称为正中矢状切面。

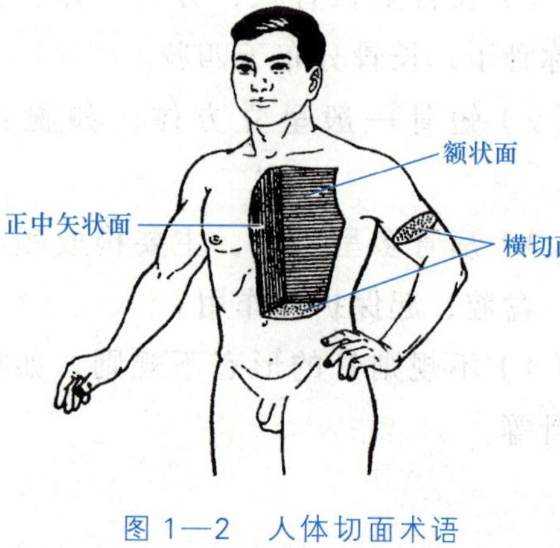

图 1—2　人体切面术语

3）横切面（水平面）　沿水平面

方向将人体分成上、下两部分所出现的切面，称为横切面。

（3）运动

1）内收、外展　围绕矢状轴在冠状面上的关节运动，使肢体靠近正中矢状面的称内收，使肢体远离正中矢状面的称外展。

2）屈、伸　围绕冠状轴在矢状面上的关节运动、两骨之间角度变小、相互靠拢的称屈，两骨之间角度变大、相互远离的称伸。

3）旋内、旋外　围绕垂直轴在水平面上的关节运动，骨的前面转向关节内侧的称旋内（旋前），骨的前面转向关节外侧的称旋外（旋后）。

第二节　运动系统

人体运动系统由骨、骨连接和骨骼肌三部分组成，人体的骨骼约占体重的 1/5。

骨骼是人体的支架，具有支持体重，维持体型，保护脑、脊髓、内脏和运动的功能。

一、骨的基本知识

1. 骨的形态

骨在人体上所在部位不同，其功能和作用也不同，因而形态各异，分为四类，即长骨、短骨、扁骨和不规则骨，如图 1—3 所示。

（1）长骨呈长管状，分为一体、两端，体又称骨干，长骨分布于四肢。

（2）短骨一般呈立方体，如腕骨和足跗骨。

（3）扁骨多呈板状，主要构成颅腔、胸腹腔、盆腔，起保护性作用。

（4）不规则骨的形态不规则，如椎骨、上颌骨等。

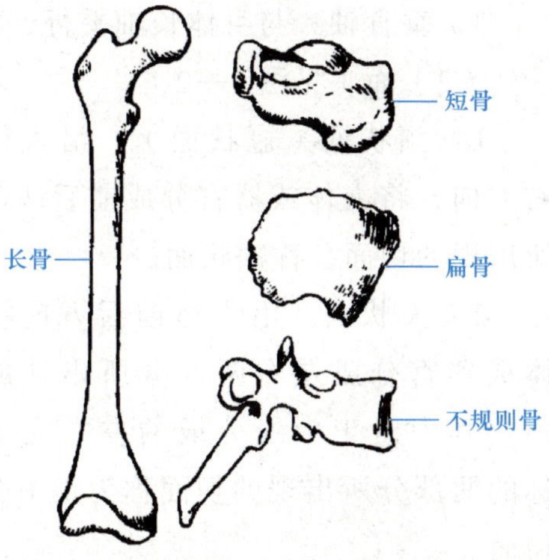

图 1—3　骨的形态

2. 骨的构造

每块骨都是由骨质、骨髓和骨膜构成的，如图 1—4 所示。

骨质是骨的主要成分，分为骨密质和骨松质。骨密质分布于长骨骨干及其他骨的外层，致密坚硬，耐压性强。骨松质呈海绵状，交织成骨小梁，其排列方向与骨所承受的压力和张力相平行，位于骨的内部。

骨髓位于骨髓腔和骨松质网孔内，可分为红骨髓和黄骨髓两种。红骨髓具有造血机能。

骨膜是包绕在除关节面以外的骨表面的一层由密质结缔组织构成的膜。骨膜内有丰富的血管和神经，对于骨的营养、生长和修复起重要作用。

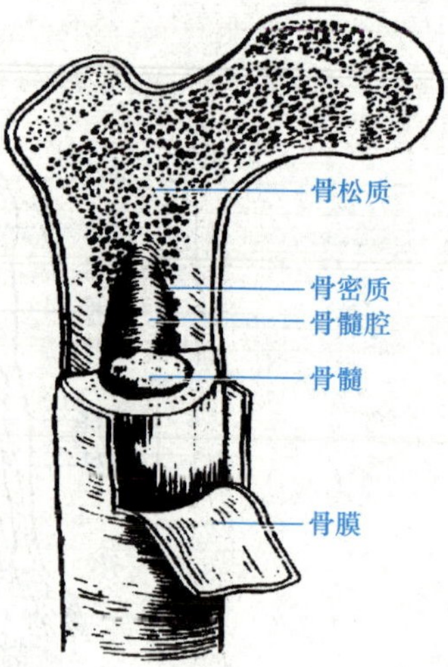

图 1—4　骨的构造

二、人体骨在全身的分布

成年人体共有 206 块骨。依所在部位可分为颅骨、躯干骨以及四肢骨三部分，如图 1—5 所示。

1. 颅骨

除 6 块听小骨外，颅骨由 23 块骨组成，这些骨主要分为两部分：脑颅骨和面颅骨。脑颅骨位于后上方，围成颅腔；面颅骨位于前下方，构成面部支架，并构成口腔、鼻腔和眼眶。脑颅骨与面颅骨的分界大体是以外耳门与眶上缘连线为界，其上为脑颅骨，其下为面颅骨，二者之间是蝶骨和筛骨组成的颅底。

脑颅骨由 8 块骨构成，围成颅腔保护脑。其中额骨 1 块，位于颅前；枕骨 1 块，位于颅后；顶骨 2 块，位于颅顶额骨与枕骨之间；蝶骨和筛骨各 1 块，蝶骨位于颅底中部，筛骨位于蝶骨的前方、左右眼眶之间；颞骨 2 块，位于颅腔的两侧。

面颅骨由 15 块骨构成，除舌骨和下颌骨能活动外，其余基本上都不能活动。它们分别是上颌骨 2 块、鼻骨 2 块、泪骨 2 块、颧骨 2 块、下鼻甲骨 2 块、腭骨 2 块，以及舌骨、下颌骨、犁骨各 1 块，如图 1—6 所示。

2. 躯干骨

成人躯干骨由 1 块胸骨、24 块肋骨、24 块椎骨、1 块骶骨和 1 块尾骨组成。

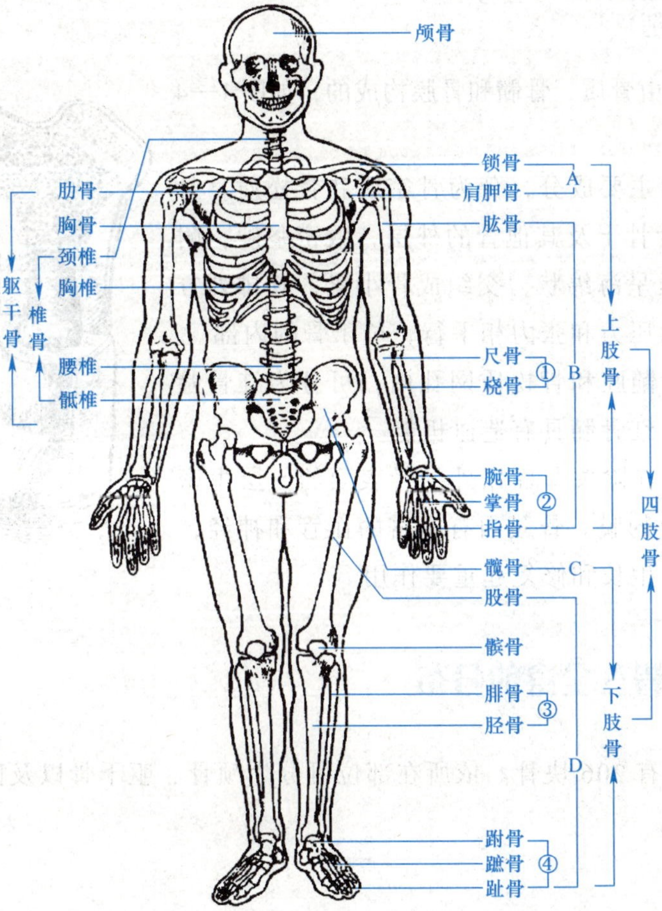

图 1—5　全身骨分布

A—上肢带骨　B—游离上肢骨　C—下肢带骨　D—游离下肢骨

①前臂骨　②手骨　③小腿骨　④足骨

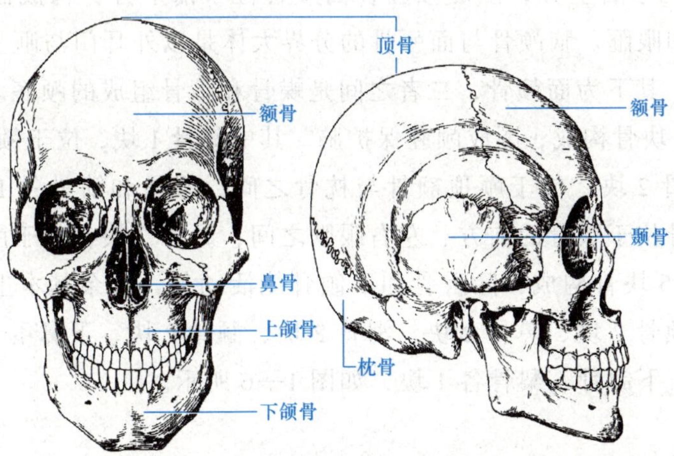

图 1—6　颅骨

（1）脊柱　脊柱由 24 块椎骨、1 块骶骨和 1 块尾骨组成。脊柱从侧面观有 4 个弯曲，颈部、腰部向前突，胸部、骶部向后突。

成人椎骨共24块，分别为颈椎7块、胸椎12块、腰椎5块。

典型的椎骨由椎体、椎弓及突起三部分构成。椎体之间借椎间盘相连接；椎体在前，椎弓在后，两者围成椎孔。全部椎骨的椎孔相连，形成椎管，内有脊髓。椎弓与椎体连接部位较细，称椎弓根。其上缘、下缘均凹陷称上、下切迹，上椎骨下切迹与下一个椎骨的上切迹围成椎间孔，是脊神经通过的地方。典型的椎骨有7个突起，向后面正中的突起称棘突，向两侧各有1个横突，椎弓两侧向上各有1个上关节突，向下各有1个下关节突。

1）颈椎　颈椎共7块，除第1、2颈椎外，其余颈椎结构基本相同。椎体较小，棘突与横突分叉。横突上有孔，称横突孔，有椎动脉、静脉通过。

①第1颈椎又称寰椎，其结构特点是形似环状，由两个侧块和前弓、后弓组成，前弓向前连接部为前结节，其后面有一关节面，与第2颈椎的齿突形成环齿关节，后弓向后连接部为后结节。两侧块上方的关节面与枕骨髁构成环枕关节。下方的关节面与枢椎的上关节面构成环枢关节，如图1—7所示。

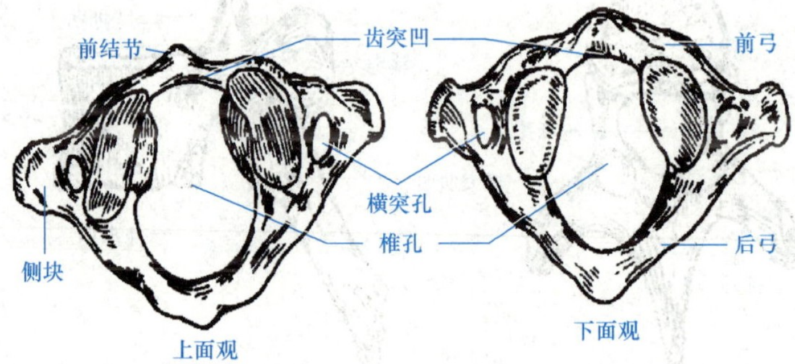

图1—7　寰椎

②第2颈椎又称枢椎，在椎体上有一向上的突起，称齿突。齿突与寰椎构成环齿关节。齿突两侧的关节面称上关节面，与环椎侧块下的关节面构成寰枢关节，如图1—8所示。

③第7颈椎又称隆椎，其结构特点是棘突较长，可在皮下触及，是计数椎骨和寻找穴位的重要骨性标志，如图1—9所示。

温馨提示：

环齿关节、环枕关节、环枢关节占颈活动范围的1/2，颈部按摩时要在正常生理活动范围之内，避免造成医源性损伤。

2）胸椎　胸椎共12块，与胸骨和肋骨构成人体胸廓，其结构特点是棘突细长、向下且重叠，在椎体的两侧近椎弓处，上、下均有半圆形肋凹与肋头相关节，在横突末端前面有圆形横突肋凹与肋结节相关节，如图 1—10 所示。

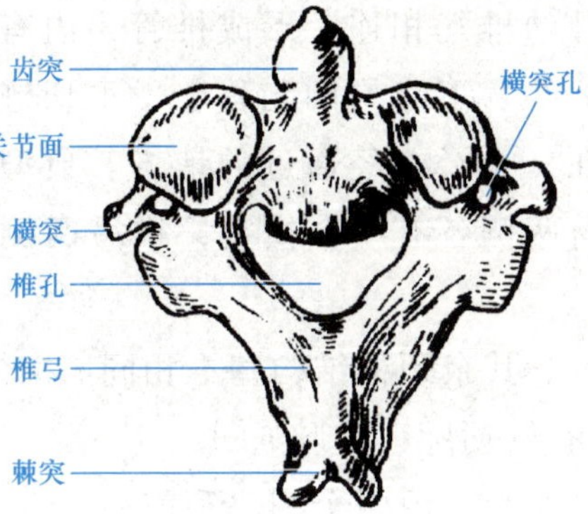

上面观

图 1—8　枢椎

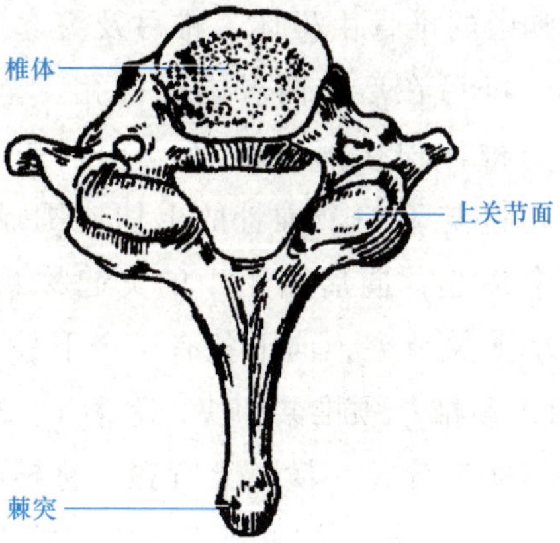

上面观

图 1—9　隆椎

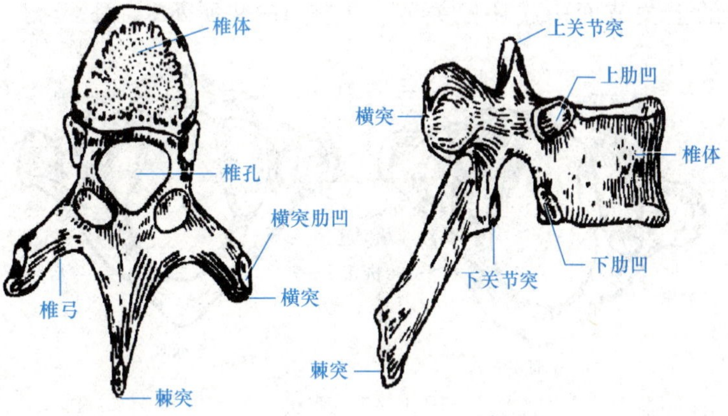

正面观　　侧面观

图 1—10　胸椎

3）腰椎　腰椎共 5 块，是人体承重最大的椎骨，其结构特点是椎体最大，棘突呈板状向后，如图 1—11 所示。

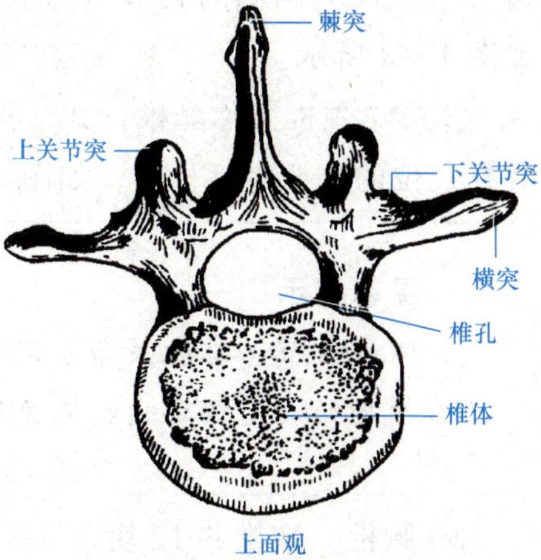

上面观

图 1—11　腰椎

4）骶骨和尾骨　骶骨由 5 块骶椎融合而成。骶骨可分为尖、底、盆面、背面和侧面。骶尖与尾骨相连，骶骨底与第五腰椎构成腰骶关节，侧面与髂骨构成骶髂关节。前面光滑向后凹陷有 4 对骶前孔，后面粗糙向后隆起，有 4 对骶后孔。骶骨下端形成骶骨裂孔。如图 1—12 所示。

尾骨由 4 块或 5 块尾椎融合而成。如图 1—12 所示。

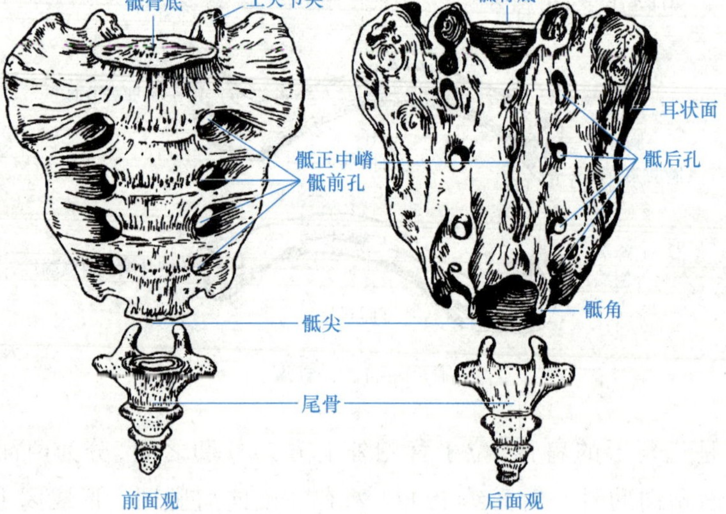

图 1—12　骶骨和尾骨

（2）胸骨和肋骨

1）胸骨　胸骨位于前胸正中，分为胸骨柄、胸骨体及剑突三部分，胸骨体与胸骨柄交界处形成向前横行的突起，称为胸骨角；此角与第 2 肋骨相平，是计数肋间的重要骨性标志，如图 1—13 所示。

2）肋骨　肋骨共 12 对，每根肋骨均由一体、两端构成。前端 1~7 肋以肋软骨与胸骨直接相连，8~10 肋以肋软骨与上位肋软骨相连。11、12 肋骨前端游离，不与胸骨相连；后端包括肋骨头、肋颈和肋结节。肋骨头、肋结节与胸椎相连，如图 1—13 所示。

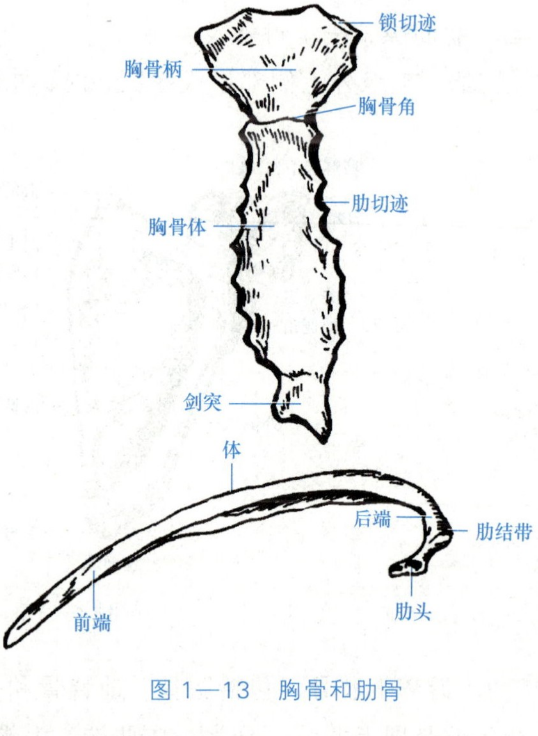

图 1—13　胸骨和肋骨

3. 四肢骨

四肢骨包括上肢骨和下肢骨。

（1）上肢骨　上肢骨包括上肢带骨和游离上肢骨。

1）上肢带骨　包括锁骨和肩胛骨。

①锁骨是位于胸部前部上方、呈 S 形的长骨，全长均可在皮下摸及。锁骨分为一体两端，即锁骨体、内侧端（胸骨端）和外侧端（肩峰端）。锁骨分别与胸骨、

肩胛骨相关节，如图 1—14 所示。

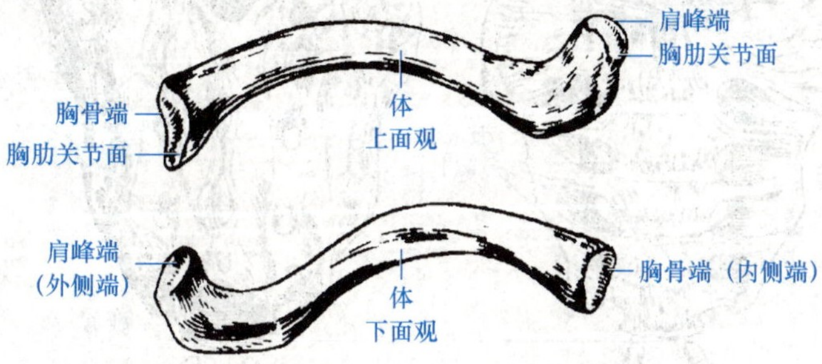

图 1—14　锁骨

②肩胛骨是三角形的扁骨，位于背侧外上方 2~7 肋之间，分为两面、三角、三缘。

两面：前面贴向肋骨，后面约上 1/3 处有一横向肩胛冈，形成冈上窝与冈下窝。肩胛冈的外上端形成肩峰，其内侧端的关节面与锁骨外侧端相关节，称肩锁关节。

三角：外上角肥厚，有关节盂与肱骨头相关节，称肩关节。内上角锐小，下角平第 7 肋间隙，皮下可触及。

三缘：上缘外上侧部形成喙突，内、外侧缘均可在皮下触及，如图 1—15 所示。

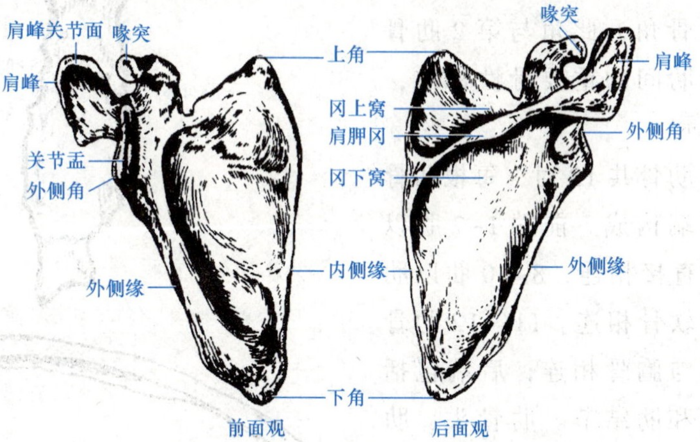

图 1—15　肩胛骨

2）游离上肢骨　包括肱骨、前臂骨和手骨。

①肱骨即上臂骨，分为一体两端，上端膨大，称肱骨头。肱骨头的外侧隆起称大结节，大结节内侧，肱骨前面的粗糙隆起称小结节，大小结节之间是结节间沟。体的中部外侧面有粗糙隆起的三角肌粗隆。下端前后扁平，其远端内侧部分为肱骨滑车，与尺骨上端构成肱尺关节。远端外侧部分呈半球状，称肱骨小头，与桡骨近端构成肱桡关节。下端后面，肱骨滑车的上方是鹰嘴窝，伸肘时容纳尺骨鹰嘴。

下端向外突起，称肱骨外上髁。向内的突起，称肱骨内上髁，如图 1—16 所示。

②前臂骨包括尺骨和桡骨。

尺骨位于前臂内侧，尺骨是长骨，分为一体两端，上端粗大，前有冠突，后有鹰嘴，两者之间有半月形的凹陷关节面，称为滑车切迹，与肱骨滑车构成肱尺关节。其冠突外缘侧面有桡切迹，与桡骨头构成近侧桡尺关节，远端称尺骨头，其内侧小突起称尺骨茎突，如图 1—17 所示。

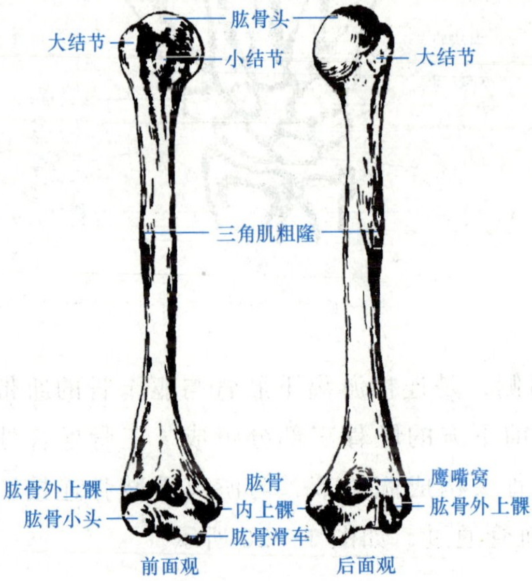

图 1—16　肱骨

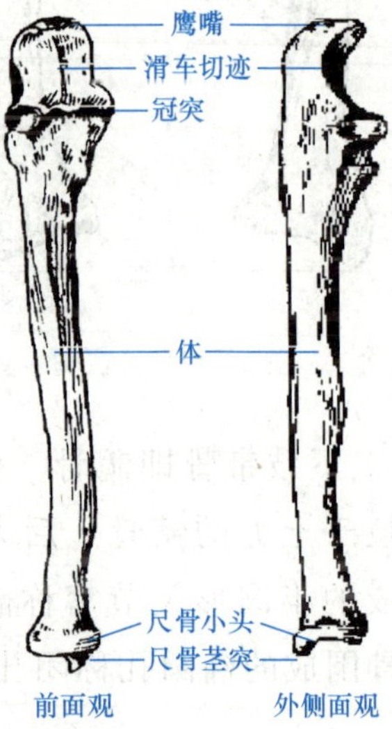

图 1—17　尺骨

桡骨位于前臂外侧，桡骨分一体两端，上端稍膨大，称桡骨头。上方有凹陷的关节面，与肱骨小头构成肱桡关节。头的四周有环状关节面，与尺骨的桡骨切迹构成关节。头的下方内侧是桡骨粗隆。下端肥大外侧有向下的桡骨茎突，内侧有尺切迹，与尺骨头构成关节，如图 1—18 所示。

③手骨包括腕骨、掌骨和指骨，如图 1—19 所示。

腕骨由 8 块不规则的短骨组成，分为远、近两侧列。近侧列从外向内分别是手舟骨、月骨、三角骨和豌豆骨，远侧列分别是大多角骨、小多角骨、头状骨和钩状骨。近侧列的手舟骨、月骨和三角骨的近端构成椭圆形关节面，与桡骨远端相关节。远侧列的各骨远端分别与掌骨近端相关节。

掌骨共 5 块，为长骨，自外向内分别称第 1、2、3、4、5 掌骨。

指骨共 14 节。除拇指 2 节外，其余为 3 节。

（2）下肢骨　下肢骨包括下肢带骨和游离下肢骨。

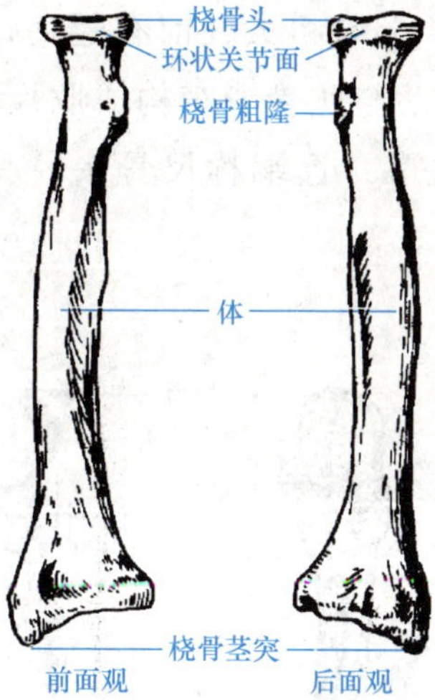

图 1—18　桡骨

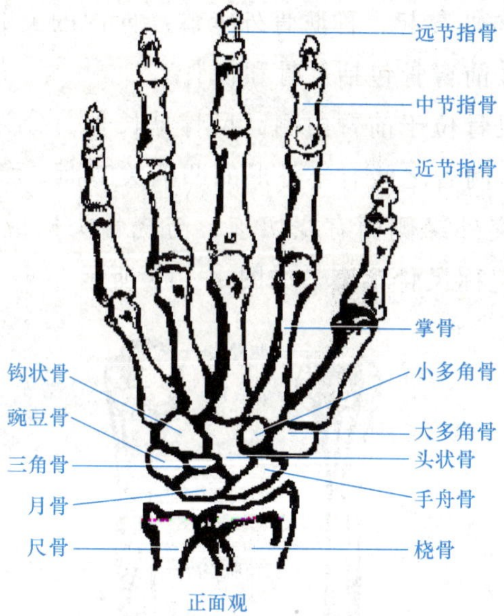

图 1—19　手骨

1）下肢带骨即髋骨　位于盆腔两侧，是连接游离下肢骨与躯干骨的纽带，髋骨由位于上方的髂骨、后方的坐骨和前下方的耻骨三部分组成。三骨融合处外侧面形成的半圆形关节窝称髋臼，与股骨头构成髋关节，与游离下肢骨连接。坐骨与耻骨围成的椭圆孔称闭孔，有神经血管通过，如图 1—20 所示。

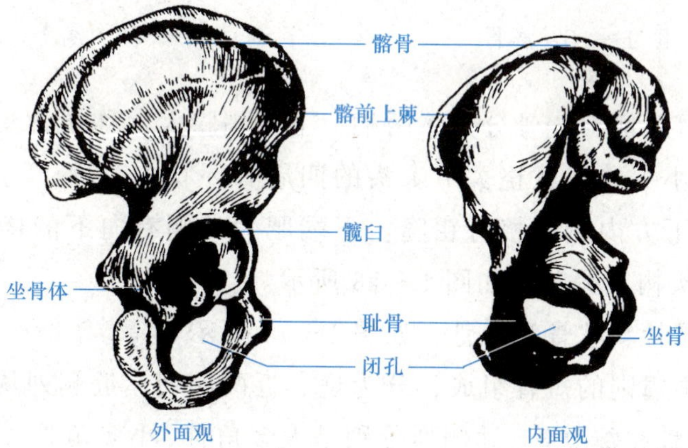

图 1—20　下肢带骨

2）游离下肢骨　包括股骨（大腿骨）、髌骨（膝盖骨）、小腿骨和足骨。

①股骨是人体最长、最结实的长骨，分为一体两端，上端球状为股骨头，头下方较细的部分为股骨颈。颈与体交界处外上方隆起为大转子，内下方隆起为小转子。体的后方有一条纵行嵴，称股骨粗线。下端膨大，向后的两个膨大隆起分别为内侧髁和外侧髁，与小腿胫骨及髌骨构成膝关节。两侧髁之间称髁间窝，两髁上各

有一个隆起，分别称内上髁、外上髁，如图 1—21 所示。

②髌骨是全身最大的籽骨。上宽下尖，前面粗糙，后面有光滑的关节面，参与构成膝关节，如图 1—22 所示。

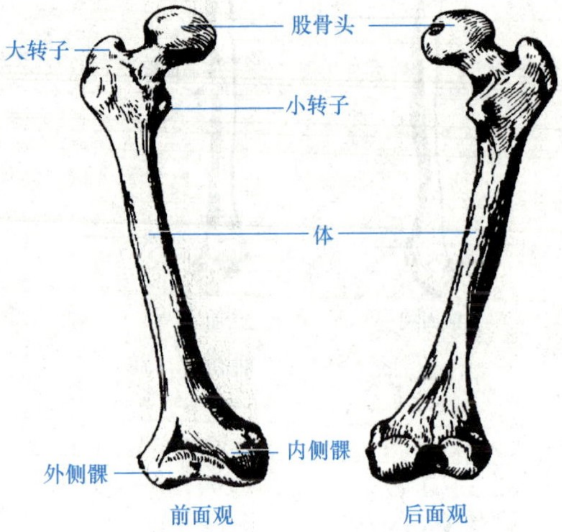

图 1—21　股骨

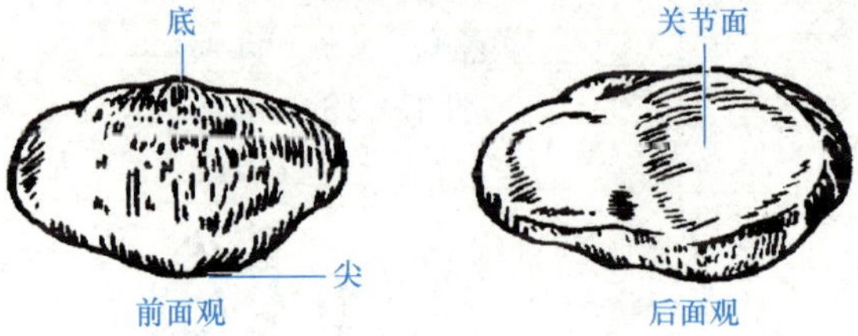

图 1—22　髌骨

③小腿骨包括胫骨和腓骨。

胫骨是小腿内侧粗大的长骨，分一体两端。上端膨大，形成内、外侧髁，两髁上面有关节面，与股骨内、外侧髁相关节。两关节面之间有一小突起，称髁间隆起。胫骨上端前面有一大的突起，称胫骨粗隆。下端内侧面向下突起，称内踝，内踝的外侧面与胫骨下端有关节面（该关节面与腓骨外踝内侧的关节面共同组成踝穴，与距骨构成踝关节），如图 1—23 所示。

腓骨位于小腿外侧，上端略膨大，称腓骨头，其内上有关节面与胫骨相关节。腓骨体细长，腓骨下端超出胫骨下端部分，称外踝，如图 1—24 所示。

④足骨（见图 1—25）包括跗骨、跖骨和趾骨。

跗骨共计 7 块，属短骨，分别为楔骨 3 块、骰骨 1 块、舟骨 1 块、距骨 1 块、跟骨 1 块。

跖骨共计 5 块，从内向外分别为第 1、2、3、4、5 跖骨。

趾骨共计 14 块，除拇趾为 2 节外，其余趾均为 3 节。

三、骨连接

1. 骨连接的分类

骨与骨之间的连接装置称为骨连接，依其连接形式可分为直接连接和间接连接

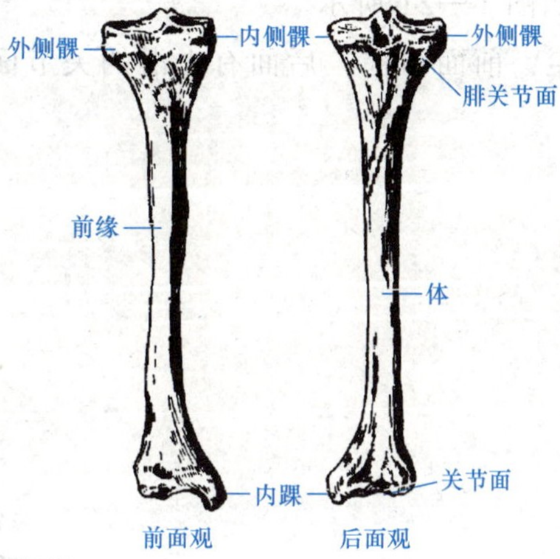

图 1—23　胫骨

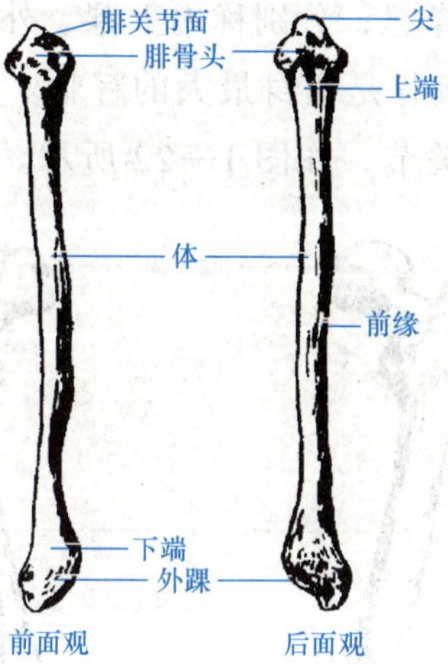

图 1—24　腓骨

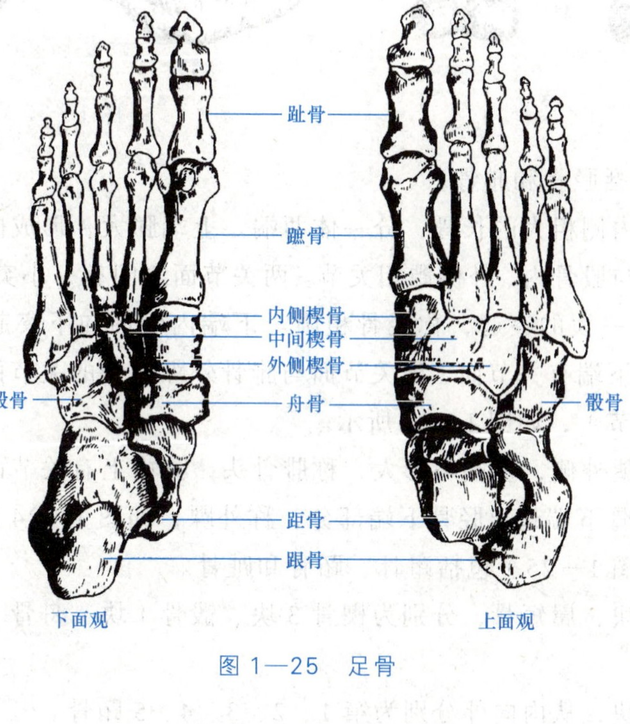

图 1—25　足骨

两大类。

（1）直接连接　直接连接无间隙，较牢固，不活动或少活动，如图 1—26 所示。直接连接有以下三类：

①纤维连接是指两骨之间以纤维结缔组织连接，又分为韧带连接（如棘突之间的韧带）和骨缝连接（如颅骨间）。

②软骨连接是指骨与骨之间借软骨连接（如骺软骨、椎间盘等）。

③骨性结合是指骶椎椎骨之间连接。如髂、耻、坐骨在髋臼处的结合。

（2）间接连接　间接连接又称关节，骨与骨之间靠膜性囊腔互相连接，两骨间有间隙，活动度大，是人体运动的重要装置，如图 1—27 所示。

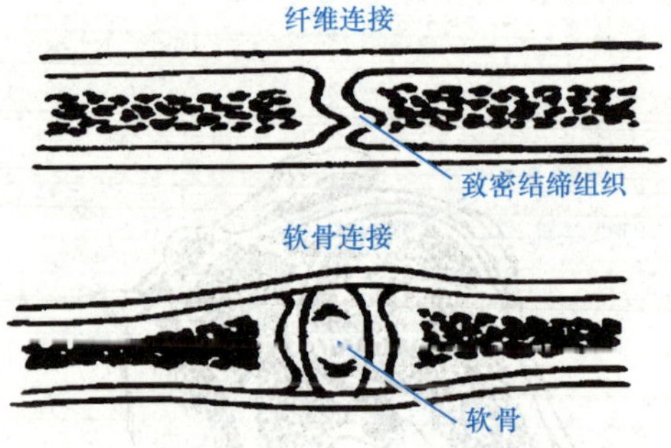

图 1—26　直接连接

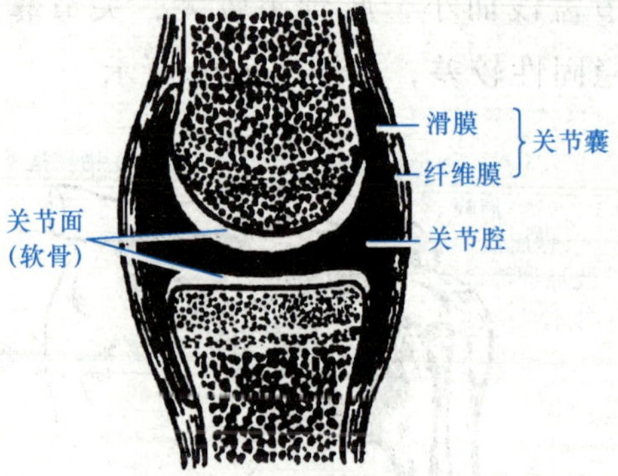

图 1—27　间接连接

关节基本构造包括关节囊（内层是滑膜层，分泌滑液，有滑润作用）、关节腔（呈负压对关节稳定有作用）和关节面（覆有关节软骨：表面光滑而富有弹性，具有减少摩擦和缓冲外力冲击的作用）。

关节辅助结构包括韧带（加强关节的稳定和限制其过度运动）、关节内软骨和关节唇（关节盂缘）。

2. 人体部分主要关节的构成

（1）下颌关节　下颌关节由下颌骨的下颌头与颞骨的下颌窝构成，其主要功能是开口、闭口和左、右侧方的移动。此关节左右各一，为联合关节，如图 1—28 所示。

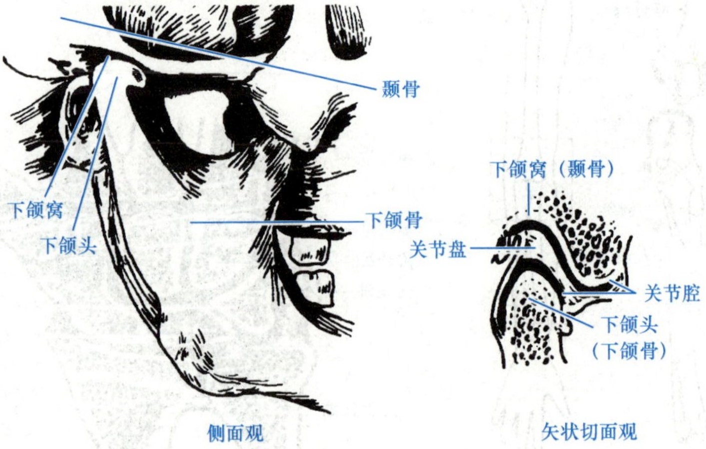

图 1—28　下颌关节构成

（2）肩关节　肩关节是由肱骨头与肩胛骨的关节盂构成的球窝关节（球窝关节可做 3 个轴的活动），功能是上肢屈、伸、内收、外展、旋前、旋后及旋转活动。关节盂浅而小，肱骨头较大，关节囊薄而松，因此，肩关节活动范围大且灵活，而稳固性较差，如图 1—29 所示。

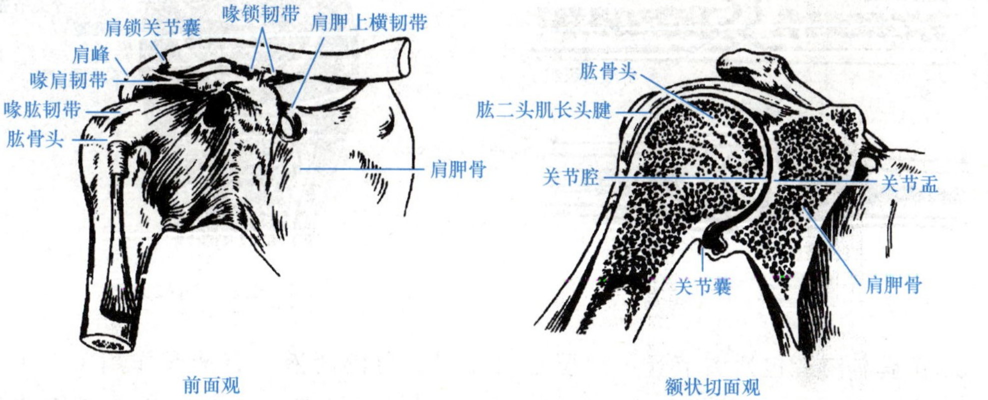

图 1—29　肩关节构成

（3）肘关节　肘关节是由肱骨下端与桡骨、尺骨上端共同构成的复合关节，一个关节囊内包着 3 个关节。即肱骨、尺骨构成的肱尺关节，肱骨与桡骨构成的肱桡关节和近端桡尺关节，功能是肘关节的屈伸和前臂的旋转，如图 1—30 所示。

（4）腕关节　腕关节又称桡腕关节，由桡骨远端及尺骨远端的关节盘共同形成的关节窝与手舟骨、月骨、三角骨共同形成的关节头构成，如图 1—31 所示。

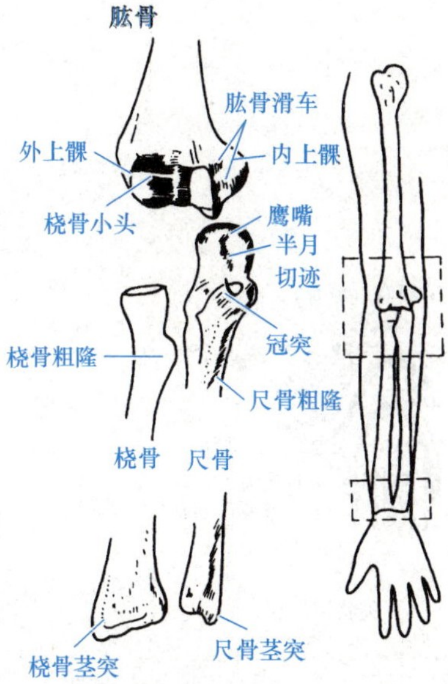

图 1—30　肘关节

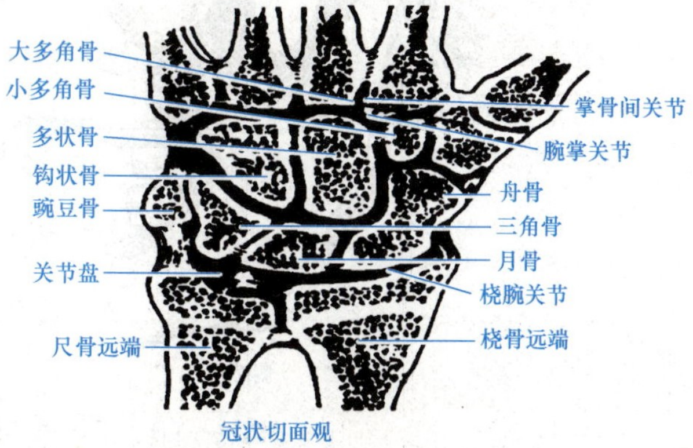

图 1—31　腕关节及腕掌关节构成

（5）腕掌关节　腕掌关节由远侧列腕骨与5块掌骨底所构成，如图1—31所示。

（6）髋关节　髋关节由髋骨的髋臼与股骨头共同构成，功能是大腿屈、伸、内收、外展、旋内、旋外运动，如图1—32所示。

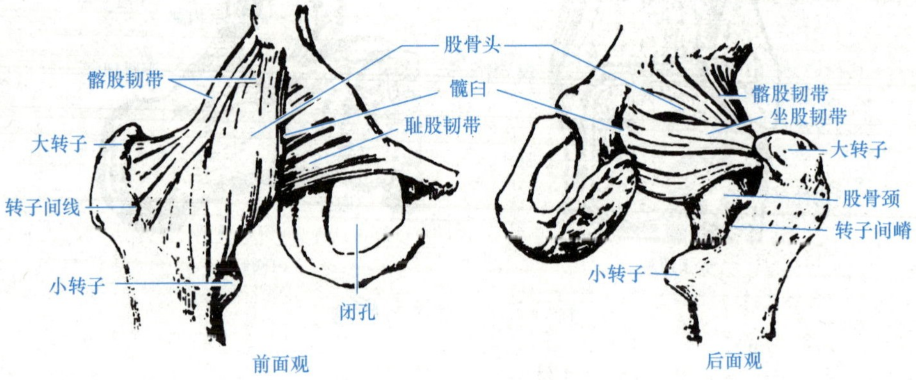

图1—32　髋关节构成

（7）膝关节　膝关节由股骨下端内、外侧髁，胫骨上端内、外侧髁，以及髌骨共同构成，此关节是人体内最大、最复杂的关节。关节腔内有交叉韧带和内、外侧半月板等关节辅助结构。膝关节的活动主要做屈伸运动，在半屈膝关节时还可做轻微的旋转活动，如图1—33所示。

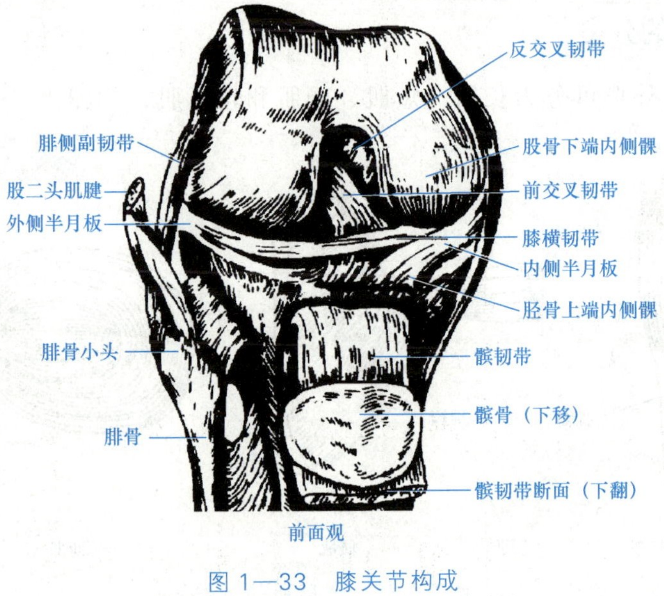

图1—33　膝关节构成

（8）踝关节　踝关节又称距小腿关节，由胫骨、腓骨下端的关节面与距骨上面的关节面构成。踝关节可做背屈和跖屈，踝关节在跖屈时可做轻微的内收和外展运动，如图 1—34 所示。

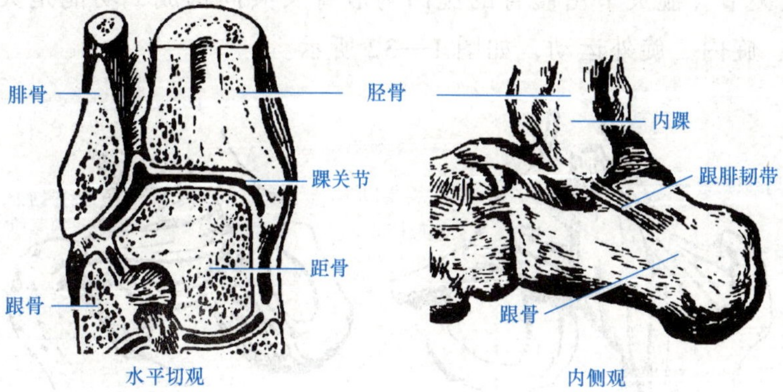

图 1—34　踝关节构成

四、骨骼肌

全身的肌肉依据功能和结构的不同分为心肌（构成心壁的主要部分）、平滑肌（分布于内脏中空器官和血管壁）和骨骼肌。运动系统的肌肉全部是骨骼肌，且随人的意志而收缩，故亦名随意肌。心肌和平滑肌不受人的意志支配，属于不随意肌。

1. 骨骼肌的分类

骨骼肌依据外形可分为长肌、短肌、阔肌和轮匝肌，如图 1—35 所示。

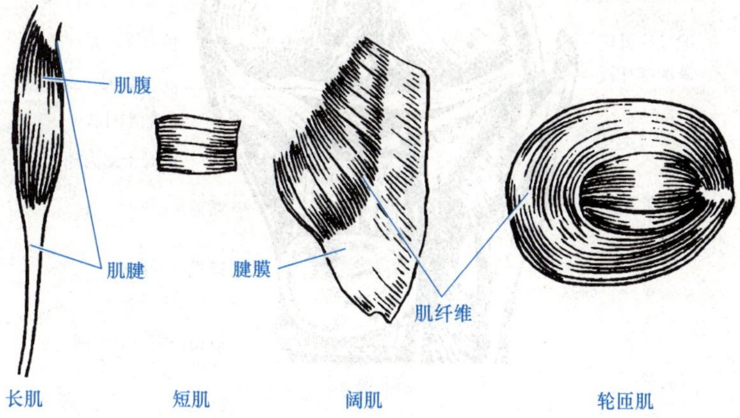

图 1—35　骨骼肌的分类

（1）长肌　肌腹为梭形，两端为腱，腱细长，坚韧无收缩力。长肌主要位于四肢，收缩时引起骨较大范围的移位，产生运动。

（2）短肌　肌短小，多位于躯干部的深层，收缩运动幅度小。

（3）阔肌　宽而扁，其肌腱为膜状，多位于躯干部的浅层。

（4）轮匝肌　肌纤维为环形，多位于人体裂孔周围，收缩时可以关闭裂孔。

2. 人体部分骨骼肌的起、止点及功能

（1）胸锁乳突肌　斜列于颈部两侧，如图 1—36 所示。

起点：胸骨柄的前面和锁骨。

止点：颞骨乳突。

作用：两侧同时收缩，使头后仰；单侧收缩，头屈向同侧，面转向对侧。

（2）斜方肌　位于项部及背上的浅层部，一侧呈三角形，两侧相合呈斜方形。肌纤维分上、中、下三部分，上部肌纤维斜向外下方，中部平行向外，下部斜向外上方，如图 1—37 所示。

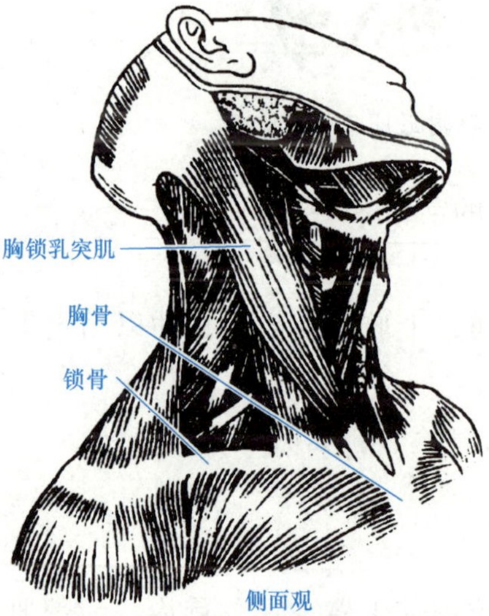

图 1—36　胸锁乳突肌

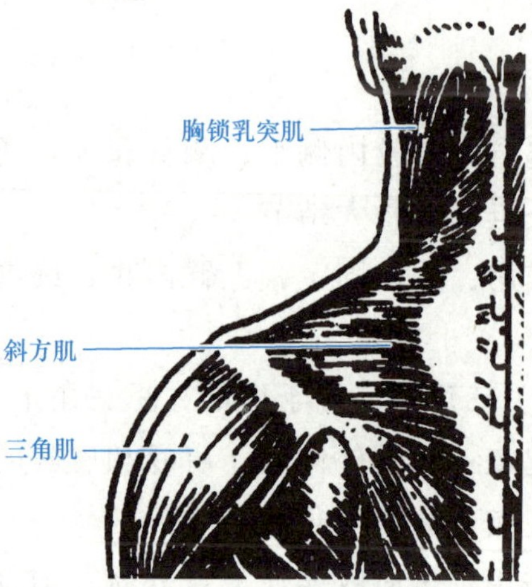

图 1—37　斜方肌

起点：上项线、枕外粗隆、项韧带、第 7 颈椎棘突和全部胸椎棘突。

止点：锁骨外侧 1/3、肩峰和肩胛冈。

作用：

近端固定：上部肌束收缩使肩胛骨上提，下部肌束收缩使肩胛骨下降，整肌收缩使肩胛骨靠近脊柱。

远端固定：一侧肌肉收缩使头和颈向同侧屈，脸转向对侧。两侧肌肉同时收缩使头后仰。

（3）胸大肌　位于胸廓前面，宽而厚，呈扇形，如图 1—38 所示。

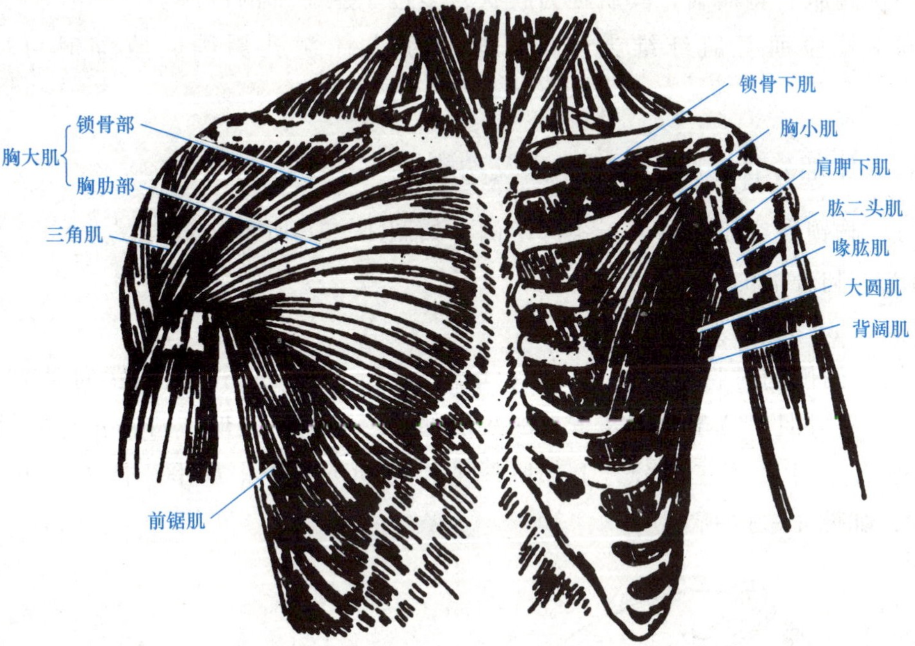

图 1—38　胸大肌与附近肌肉

起点：锁骨内侧半，胸骨和 1～6 肋软骨的前面。

止点：肱骨大结节。

作用：近端固定，上臂内收、旋内、前屈；上肢固定时，提肋以助吸气。

（4）上肢肌

1）三角肌　位于肩部，呈三角形，包围肩关节，如图 1—39 所示。

起点：锁骨外侧端、肩峰和肩胛冈。

止点：肱骨三角肌粗隆。

作用：全肌收缩使上臂外展，前部肌束收缩使上臂前屈、旋内。后部肌束收缩使上臂后伸、旋外。

2）冈上肌

起点：肩胛骨的冈上窝，向外经肩峰下方跨越肩关节。

止点：肱骨大结节的上部。

作用：使肩关节外展。

3）冈下肌

起点：肩胛骨的冈下窝。

止点：肱骨大结节的中部。

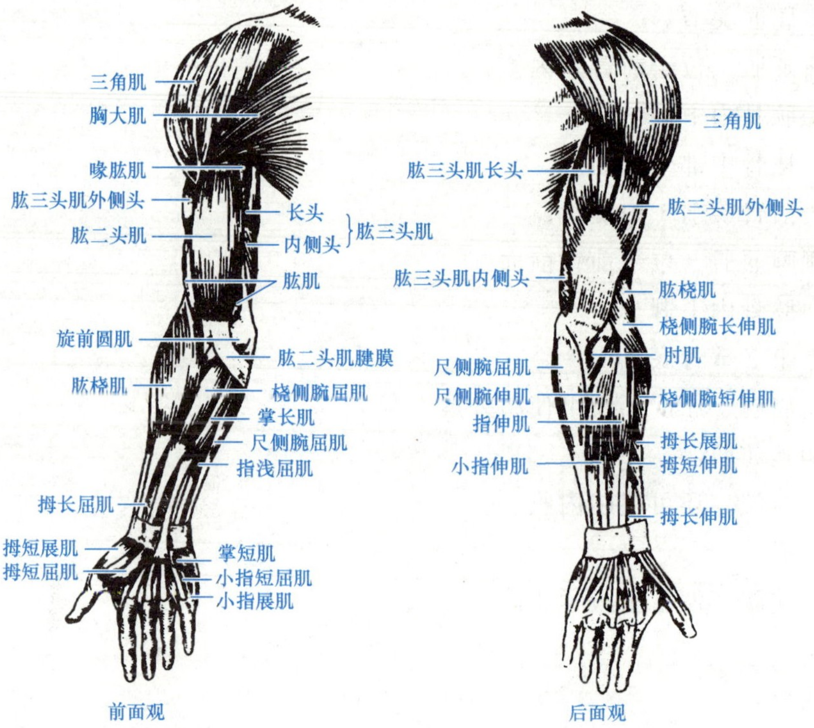

图 1—39 上肢肌与附近肌肉

作用：使臂旋外。

4）肱二头肌　位于上臂前面呈梭形，有长、短两个头。

起点：长头起于肩胛骨的盂上粗隆（关节盂上方），短头起于肩胛骨喙突。

止点：桡骨粗隆。

作用：近固定时屈肘、屈肩和前臂旋后。远固定时使上臂向前臂靠拢，例如做引体向上。

5）肱三头肌　位于上臂后面，起点有 3 个头。

起点：长头起于肩胛骨的盂下粗隆（关节盂下方），外侧头起于肱骨后面的上方，内侧头起于肱骨后面的下方。

止点：尺骨鹰嘴。

作用：伸肘，长头可使上臂后伸运动。

6）前臂前群肌肉　分 4 层，共 9 块肌肉。

第 1 层（从桡侧向尺侧排列）

①肱桡肌　位于前臂前面桡侧。

起点：肱骨外上髁。

止点：桡骨茎突。

作用：屈肘关节。
②旋前圆肌　位于前臂上内侧。
起点：肱骨内上髁。
止点：桡骨中部外侧面。
作用：前臂旋前（内旋）。
③桡侧腕屈肌　位于前臂前面。
起点：肱骨内上髁。
止点：第 2 掌骨底。
作用：屈腕、屈肘，还可使腕外展。
④尺侧腕屈肌
作用：屈腕，还可使腕内收。
⑤掌长肌
作用：屈腕，使掌腱膜紧张。
第 2 层
指浅屈肌。
第 3 层
①拇长屈肌
起点：桡骨中部前面，前臂骨间膜。
止点：拇指末节指骨底。
作用：屈拇指。
②指深屈肌
第 4 层
旋前方肌。
前臂前群肌肉的功能：使前臂旋前、屈腕、屈指、屈拇指。
7）前臂后群肌肉　分深浅两层，共 9 块肌肉。
浅层：
①桡侧腕长伸肌　作用是伸腕，还可使腕外展。
②桡侧腕短伸肌　作用是伸腕，还可使腕外展。
③指伸肌
④小指伸肌
⑤尺侧腕伸肌　位于前臂背面。作用是伸腕，还可使腕内收。
起点：肱骨外上髁。
止点：第 5 掌骨底。

作用：伸腕和手外展。

深层：

①旋后肌

②拇长展肌

③拇短伸肌

④拇长伸肌

起点：尺骨中部后面，前臂骨间膜。

止点：拇指末节指骨底。

作用：伸拇指。

前臂后群肌肉的功能：使前臂旋后，伸腕、伸指、外展拇指。

（5）肋间肌　分为肋间外肌和肋间内肌，如图 1—40 所示。

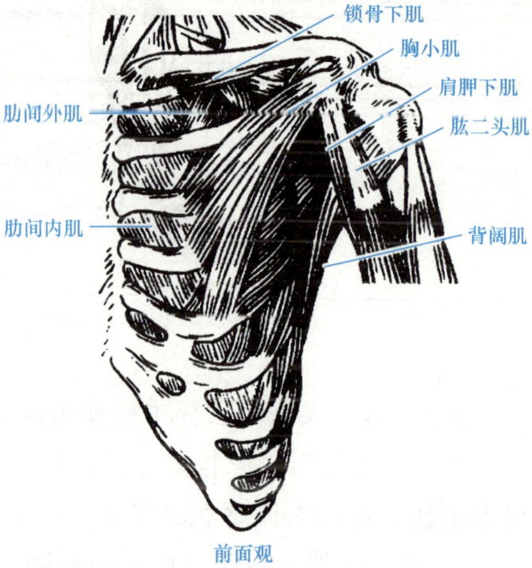

图 1—40　肋间肌

1）肋间外肌　位于各肋间隙的浅层，肌束从后上斜向前下。

起点：上肋下缘。

止点：下肋上缘。

作用：提肋，协助吸气。

2）肋间内肌　位于各肋间外肌的深层，肌束自后下斜向前上。

起点：下肋上缘。

止点：上肋下缘。

作用：降肋，协助呼气。

（6）下肢肌　如图 1—41 所示。

1）臀大肌　位于两侧臀部浅层，大而肥厚。

起点：髂骨翼外面和骶骨后面。

止点：止于髂胫束和臀肌粗隆（股骨后面小转子的外侧）。

作用：近端固定，大腿后伸及旋外。远端固定时，可伸直躯干，防止躯干前倾，是维持人体直立的重要肌肉。

2）股四头肌　位于大腿前面，起端 4 个头，分别是股直肌、股中间肌、股内侧肌和股外侧肌。

起点：股直肌起于髂前上棘，股中间肌在股直肌深面，起于股骨体前面，股内侧肌和股外侧肌起于股骨粗线内、外唇。

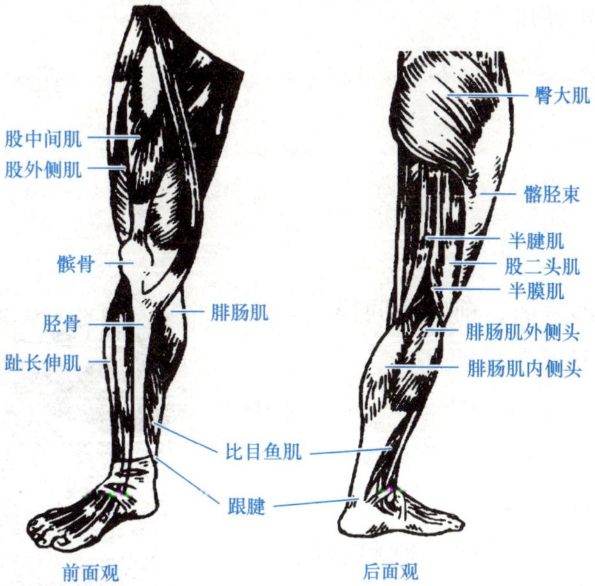

图 1—41　下肢肌

止点：4 个头合并，向下延伸为髌韧带，包绕髌骨前，止于胫骨粗隆。

作用：近端固定伸膝关节，屈髋。远端固定伸膝关节。两侧小腿伸直固定时使骨盆前倾，保持人体站立的姿势。

3）股二头肌　位于大腿后面外侧，有两个头。

起点：长头起于坐骨结节，短头起于股骨嵴外唇的下半。

止点：两头合并，止于腓骨头。

作用：近端固定伸髋关节，屈膝（屈膝时有小腿旋外功能）。远端固定屈膝关节。两侧小腿伸直固定时使骨盆后倾。

①半腱肌　位于大腿后面内侧，肌腱细长，约占肌肉长度的 1/2，位于半膜肌的浅层。

起点：坐骨结节。

止点：胫骨上端内侧。

作用：近端固定伸髋关节，屈膝关节，小腿旋内（在屈膝关节状态下才有小腿旋内的作用）。远端固定屈膝关节。两侧小腿伸直固定时使骨盆后倾。

②半膜肌　在半腱肌的深层，以扁薄的腱膜约占肌肉的一半。

起点：坐骨结节。

止点：胫骨内侧髁的后面。

作用：同半腱肌。

4）小腿三头肌　由腓肠肌和比目鱼肌组成。

腓肠肌起点：有两个头，分别起于股骨内外侧髁。

比目鱼肌起点：位于腓肠肌的深面起于腓骨上端后面和胫骨上端的比目鱼肌线。

止点：两肌肌腱构成人体最粗大的跟腱，止于跟骨结节。

作用：近端固定跖屈踝关节（提踵）和屈膝关节。远端固定踝关节和膝关节，防止身体向前倾。

第三节 循环系统

循环系统由心血管系统（见图 1—42）和淋巴系统共同组成，两者都是以封闭的管道分布于全身各个部位。

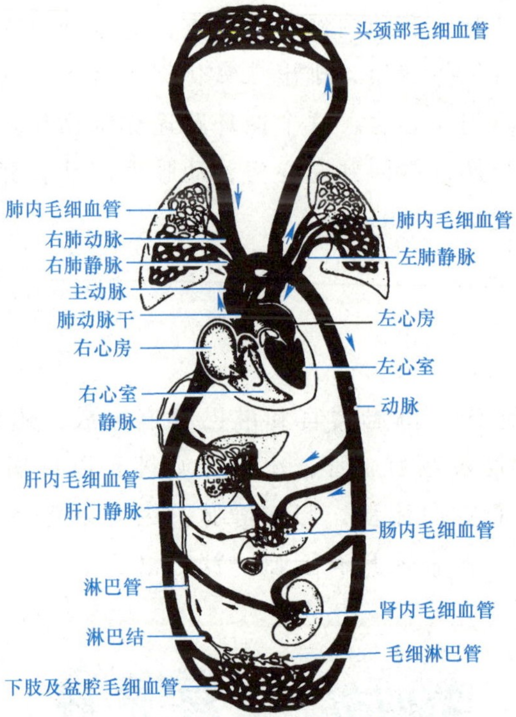

图 1—42 心血管系统

一、心血管系统

1. 组成及作用

心血管系统由心脏和血管（动脉、静脉和毛细血管）组成，其作用是使血液在血管里不间断地循环流动，将机体从外界吸收的氧气和营养物质运送到全身各个器官、组织和细胞，供其新陈代谢之用。并将它们产生的二氧化碳、水和代谢产生的废物，送到肺、肾和皮肤等器官排出体外，以保证机体新陈代谢正常进行。

2. 血液循环

（1）体循环（大循环） 当左心室收缩时，新鲜血液（动脉血）射入主动脉，沿各级动脉分支到达全身各部位的毛细血管进行物质交换（血液中的氧气和营养成分被细胞和组织吸收，它们的代谢产物和二氧化碳等进入血液），后经各级静脉汇总流回右心房。这个循环路途称体循环。其特点是路径长，流经范围广，动脉里流动着动脉血，滋养全身，静脉里流动着静脉血。

（2）肺循环（小循环） 体循环回心的静脉血液从右心房进入右心室，右心室收缩时血液射入肺动脉，在肺内经各级分支，进入肺泡周围的毛细血管网。血液与肺泡内的空气进行气体交换，排出二氧化碳，吸入氧气，变成含氧丰富的动脉血，后经各级静脉回到左心房。这个循环路途称肺循环。其特点是路径短，从右心室到肺进行气体交换，再回到左心房，动脉里流动着静脉血，静脉里流动的是动脉血。

二、淋巴系统

淋巴系统由淋巴组织、淋巴器官和淋巴管道组成。组织液与组织进行物质交换后，大部分被吸收入毛细血管，小部分则进入以盲端起于组织间隙的毛细淋巴管成为淋巴，向心方向流动，归入静脉。因此淋巴系统被称为静脉系统的辅助部分。此外，淋巴器官还具有造血、滤过淋巴、产生抗体等功能，是身体的重要防御系统。

第四节 神经系统

神经系统包括位于颅内的脑和椎管内的脊髓，称为中枢神经系统，以及与脑和脊髓相连接并分布于全身各处的周围神经。周围神经包括脑神经、脊神经和内脏神经。

神经系统的功能是控制和调节各个系统的活动，使机体成为一个有机的整体及适应外界的环境。

一、中枢神经系统（包括脑和脊髓）

1. 脑

脑位于颅腔内，受颅腔的保护，分为大脑、小脑、间脑、中脑、桥脑、延髓。延髓下连脊髓。

2. 脑干

脑干出中脑、桥脑、延髓组成，是生命中枢的所在部位。

3. 脊髓

脊髓位于椎管内，在正常情况下，脊髓的多种活动是在脑的控制下完成的。

二、周围神经

1. 脊神经

脊神经是由脊髓发出的神经，每对脊神经都含有感觉神经纤维和运动神经纤维。脊神经共有 31 对，包括 8 对颈神经、12 对胸神经、5 对腰神经、5 对骶神经和 1 对尾神经。每条脊神经从相应的椎间孔分出，第 1、2 腰椎以下在椎管内的脊神经称为马尾神经。

（1）反射弧　神经系统在调节机体活动中对内、外环境的判断作出适当的反应，它是通过反射弧来实现的。反射弧是由感受器接受各种刺激，通过感觉神经传入到中枢，再由运动神经传出至效应器，对所接受的刺激作出反应。脊髓是这种反射的低级中枢。

（2）神经丛　脊神经分为前支和后支。前支粗大，分布于躯干和四肢。后支较小，分布于躯干的背部。除第 2~11 胸神经的前支外，其余脊神经的前支组成不同的神经丛，再发出神经到达所支配的区域。神经丛有颈丛（发出的皮支有枕小神经、耳大神经，肌支有膈神经）、臂丛（发出的神经有腋神经、正中神经、桡神经和尺神经）、腰丛（发出的神经有股神经和闭孔神经）、骶丛（发出的神经主要有坐骨神经。坐骨神经在腘窝部分为胫神经和腓总神经），如图 1—43 所示。

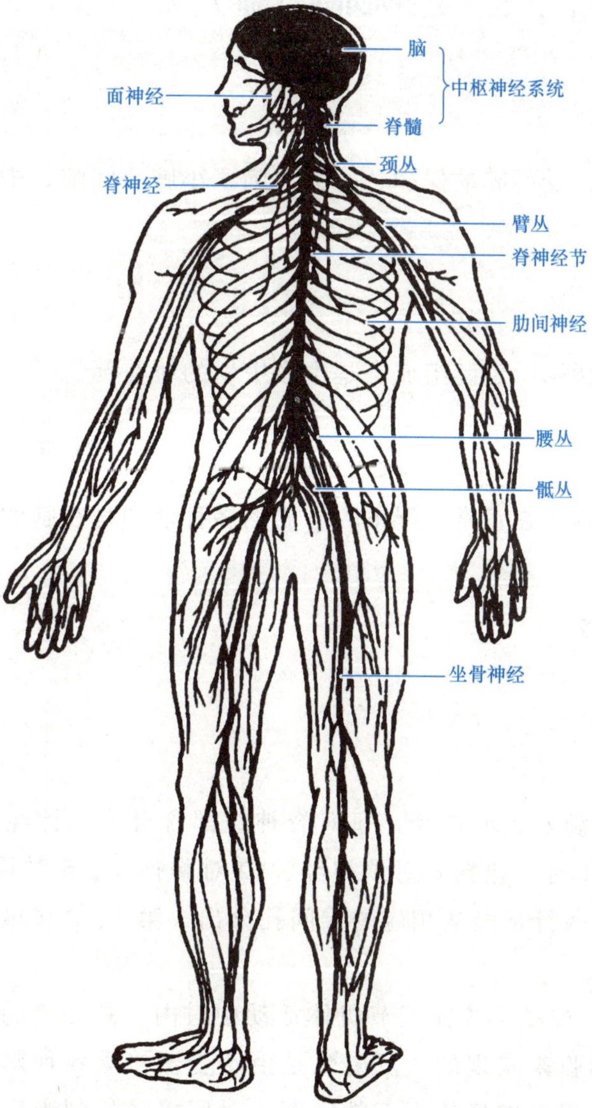

图 1—43　神经系统组成

2. 脑神经

脑神经是与脑直接相连的周围神经，共有 12 对。即嗅神经、视神经、动眼神经、滑车神经、三叉神经、外展神经、面神经、位听神经、舌咽神经、迷走神经、副神经、舌下神经。

（1）感觉性脑神经　共有 3 对，为嗅神经、视神经、位听神经。分别传导嗅觉、视觉、听觉和位置感。

（2）运动性脑神经　共有 5 对，为动眼神经、滑车神经、外展神经（支配眼球周围的肌肉）、副神经和舌下神经（支配胸锁乳突肌和斜方肌、舌肌的运动）。

（3）混合性脑神经　混合性脑神经，既有感觉神经纤维又有运动神经纤维。

共有 4 对，为三叉神经、面神经、舌咽神经、迷走神经。

3. 内脏神经

内脏神经主要分布于内脏、心血管和腺体，它包含感觉和运动两种神经纤维。运动神经纤维又分为交感神经和副交感神经，它们都有各自的中枢和周围部位。如图 1—44 所示。

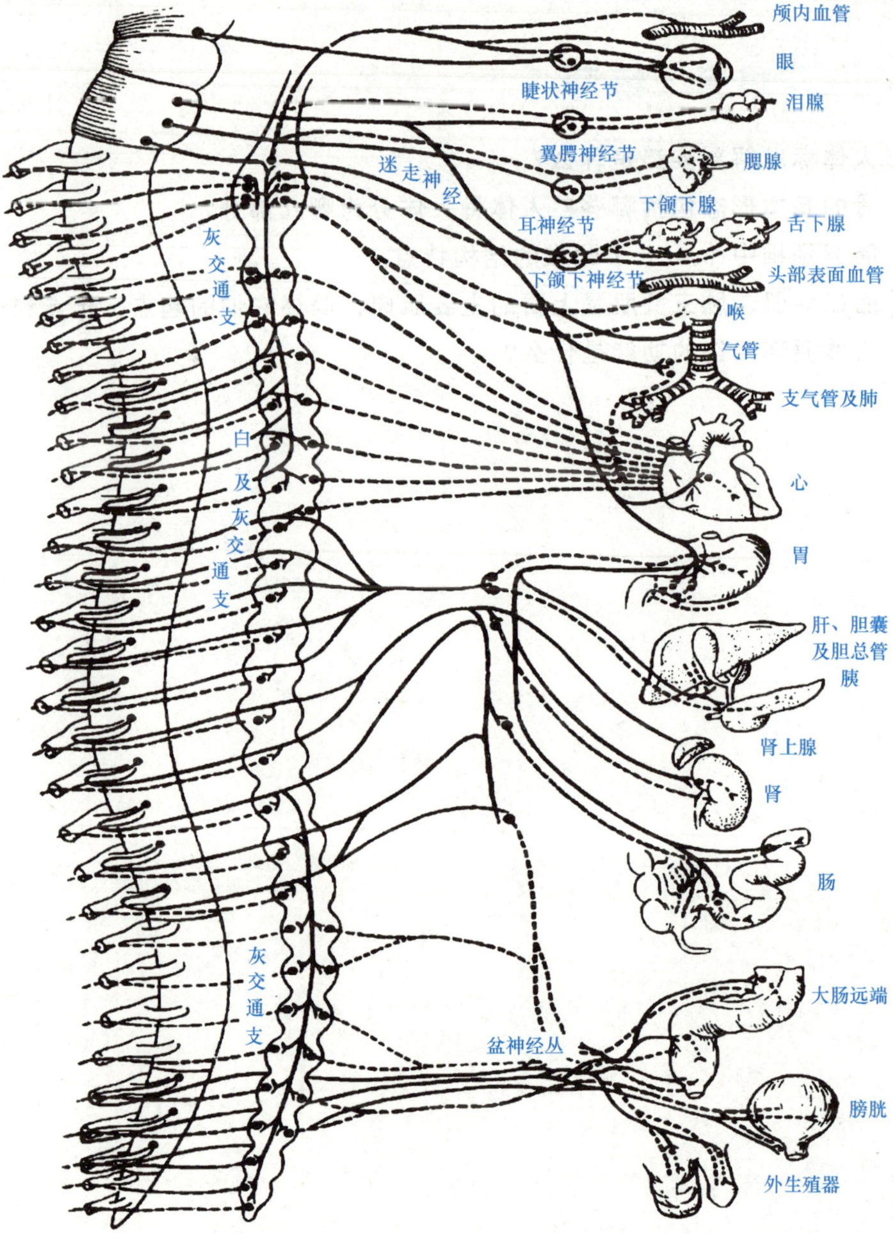

图 1—44　内脏神经系统在人体内的分布

（1）交感神经　除分布于胸腹的脏器和腺体外，还遍布于头颈部的器官、全身的血管、皮肤的竖毛肌和腺体等。作用是使心跳加快、血管收缩、支气管扩张、消化道蠕动减弱、瞳孔开大、流汗增多等。

（2）副交感神经　分布于眼球、胸腔、腹腔、盆腔内脏器的平滑肌和腺体。作用相当于人体处于安静或睡眠时，使心跳减慢、血压下降、支气管收缩、瞳孔缩小、消化活动增强等，有利于恢复体力和储备能量。

思考·练习

1. 人体标准解剖姿势是什么？
2. 骨的基本形态包括哪些？人体骨大体分为哪几部分？
3. 简述颈椎中 1、2、7 颈椎的结构特点。
4. 肱二头肌、肱三头肌是上臂的主要肌肉，简述它们的起点、止点和作用。
5. 人体循环系统的功能是什么？

第二章　经络、穴位与按摩

学习目标：

1. 掌握经络、穴位的基础知识。
2. 掌握穴位在人体的位置。

本章介绍经络、穴位及对应关系，并指出依循其进行按摩时起到的调节机体生理、病理状况，达到保健的作用。此外简要介绍了按摩的八种治法。

第一节 十四经络及其起止穴位

经络是经脉和络脉的总称。具有运行全身气血，联络脏腑，沟通表里、上下、内外，感应传导信息的通路系统等相互联系的生理作用。

经脉是主干。大多都循行于深部，有一定的循行路线。

络脉是经脉的分支，循行于较浅的部位，把人体所有脏腑、器官、孔窍以及皮肉、筋骨等组织联结成一个有机整体。

当人体五脏六腑生理功能发生异常，或受病邪侵入时，可导致经气不通或不足，经脉循行路径上出现不良症状。

十二正经即手三阴经、手三阳经、足三阴经、足三阳经。十二正经是气血运行的主要通道，与脏腑有直接的络属关系。

奇经八脉即督脉、任脉、冲脉、带脉、阴维脉、阳维脉、阴跷脉、阳跷脉。奇经八脉是十二经脉外重要经脉，有联络和调节十二经脉气血的作用。督脉、任脉有单独的穴位。其余六脉穴位在十二经内。十二经脉与督、任两脉合称十四经。

十四经名称及起止穴位见表 2—1。

表 2—1　　十四经名称及起止穴位

经脉名称	起穴名称	止穴名称	穴位个数
手太阴肺经	中府	少商	左右各 11 个
手少阴心经	极泉	少冲	左右各 9 个
手厥阴心包经	天池	中冲	左右各 9 个
手阳明大肠经	商阳	迎香	左右各 20 个
手少阳三焦经	关冲	丝竹空	左右各 23 个
手太阳小肠经	少泽	听宫	左右各 19 个
足太阴脾经	隐白	大包	左右各 21 个
足少阴肾经	涌泉	俞府	左右各 27 个
足厥阴肝经	大敦	期门	左右各 14 个
足阳明胃经	承泣	厉兑	左右各 45 个
足太阳膀胱经	睛明	至阴	左右各 67 个
足少阳胆经	瞳子髎	足窍阴	左右各 44 个
任脉	会阴	承浆	共 24 个
督脉	长强	龈交	共 28 个

第二节　常用穴位及其适应证

一、定义与分类

腧穴是人体脏腑、经络、气血输注于体表的部位，腧有传输之意，穴为孔隙，是推拿按摩施术常用的部位。

腧穴大体分为：

（1）十四经的穴位，统称经穴，经穴共有 361 个。

（2）没有归属于十四经的穴位，称经外奇穴。

（3）以痛处为穴，称阿是穴。

二、定位方法

1. 体表标志法

体表标志法分为两种。一种是以人体表面固定不移又有明显特征的部位为标志的固定标志取穴法，不受活动的影响，如鼻尖取素髎穴。另一种是以局部活动后出现的隆起、凹陷、孔隙、皱纹为标志的活动标志取穴法，如取耳门穴应开口取穴。

2. 简便取穴法

简便取穴法是指利用某些动作和某些特定的体表标志、比较容易地确定腧穴位置的方法，称简便取穴法。如直立位上肢下垂，手中指尖端取风市穴。

3. 手指比量法

以患者手指为标准定取穴位的方法，称手指比量法，又称手指同身寸法。也可以用自己的手指来测定穴位。常用方法有：

（1）拇指同身寸法：以患者拇指指关节横度为 1 寸。

（2）中指同身寸法：患者中指屈曲，中节内侧两端纹头之间为 1 寸。

（3）横指同身寸法：又称一夫法。是令患者食指、中指、无名指和小指并拢以中指中节横纹处为准四指横量为 3 寸。

4. 骨度分寸法

将人体各部按照比例分别规定为一定的折算长度，作为量取腧穴的标准，这种假定的长度叫“骨度”，单位是寸。如：

（1）剑突上至脐中为 8 寸。

（2）脐中至耻骨联合上缘 5 寸。

（3）两乳头之间 8 寸等。

三、常用穴位及其适应证举例（见表 2—2）

表 2—2　　常用穴位及其适应证举例

序号	穴名	位置	作用	主治
1	百会	头顶正中线和两耳连线的交点处	升阳固脱，醒脑安神，清热开窍	头痛、眩晕，中风不语，晕厥，高血压，耳鸣，脱肛
2	太阳	眉外梢与外眼角连线中点，向后 1 寸凹陷处	清热疏风，明目止痛	头痛，感冒，目疾，面瘫
3	睛明	目内眦的内上方 0.1 寸处	疏风清热，通络明目	眼睛疾患，面瘫
4	攒竹	眉毛内侧端凹陷处	通络明目，清脑止痛	头痛，目疾
5	风池	枕骨下胸锁乳突肌与斜方肌上方之间的凹陷处	疏风清热，醒脑开窍，聪耳明目，通经活络	头痛，眩晕，颈项强痛，感冒，中风，耳鸣，耳聋，热病，目赤肿痛
6	印堂	眉头连线之中点处	清头熄风，清热解毒，宁心安神	头痛，眩晕，失眠，健忘，高血压，鼻眼部疾患
7	鱼腰	瞳孔正上方，眉毛中点处	清头通络，明目止痛	眼疾，眼睑下垂，眼睑颤动
8	地仓	嘴角旁边 0.4 寸处	疏风活络	口眼歪斜，面神经麻痹，流涎，眼睑颤动
9	颊车	下颌，咀嚼时咬肌隆起高点	疏风活络，通利关节	齿痛，颊肿，口眼歪斜
10	下关	颧骨下缘与下颌切迹之间的凹陷处，合口取穴	疏风清热，活络止痛，通利关节，聪耳	口齿不利，牙痛，耳鸣，耳聋

续表

序号	穴名	位置	作用	主治
11	头维	额角发际正上方 0.5 寸处	疏风止痛，清头明目	头痛、头晕，目眩，目痛，视物不清，气喘，咽喉肿痛，高血压
12	四白	瞳孔的正下方 1 寸处，眼眶下孔部	疏风活络，清热明目	眼睑下垂，目赤痛痒，面肌痉挛，口眼歪斜，眼病，头痛
13	迎香	鼻唇沟中，鼻翼外缘中点旁开 0. 5 寸处	疏散风热，通利鼻窍	流涕，鼻疾，口眼歪斜，面痒
14	合谷	手背，在第一、二掌骨之间，平第二掌骨桡侧中点处	疏风解表，开窍复苏，通络止痛	头痛，眩晕，感冒，发烧，无汗或多汗，咽喉肿痛，牙痛，鼻衄，目赤肿痛，面神经麻痹，指挛，臂痛，半身不遂，耳聋，便秘，痛经，闭经，中风，口噤
15	上星	头部正中线，入前发际上 1 寸处。	散风清热，宁心通窍	头痛，眩晕，鼻渊，目赤肿痛，热证，清头皮油脂
16	神庭	头部正中线，入前发际上 0.5 寸处	清利头目，通窍宁神，熄风止痉	头痛，头晕，目眩，不眠，鼻渊
17	内关	腕横纹上 2 寸，掌长肌与桡侧屈腕肌腱之间	宁心安神，理气和胃，疏经活络	心痛，心悸，胸闷，烦躁，气短，失眠，眩晕，癫痫，精神失常，胃痛，胸胁痛，腹痛，呕吐，膈肌痉挛，头痛，热病，肘臂挛痛，手麻，中风偏瘫
18	耳门	耳屏上切迹前方，下颌骨髁状突的后缘凹陷处，张口可取	疏风清热，通利耳窍	耳鸣，耳聋，齿痛，眩晕，颈颔肿痛，颜面防皱
19	委中	腘窝横纹中点	舒筋利节，强腰膝，清热解毒，泄暑热	腰背痛，坐骨神经痛，膝肿痛，下肢瘫痪，半身不遂，髋关节活动不利，中风，昏迷，中暑，腹痛，吐泻，小便不利，遗尿，关节炎
20	膻中	两乳头连线中点处，平第四肋间	宽胸理气，宁心安神	胸闷，胸痛，咳嗽，气喘，心悸，心烦，心痛，肋间神经痛
21	上脘	前正中线上，脐上 5 寸处	健脾和胃，和中降逆，理气化湿，宁神定志	胃痛，呕吐，反酸，泻痢
22	中脘	前正中线上，脐上 4 寸处	健脾和胃，消积化滞，理气止痛	胃痛，呕吐，吞酸，腹胀，饮食不化，肠鸣，泄泻，便秘，脾胃虚弱
23	下脘	前正中线上，脐上 2 寸处	健脾和胃，消积化滞	胃脘胀痛，呕吐，饮食不化，肠鸣，泄泻
24	天枢	腹部，脐中旁开 2 寸处	健脾和胃，行气和血	脐周腹痛，呕吐，腹胀，肠鸣，泄泻，便秘，月经不调，痛经，水肿

续表

序号	穴名	位置	作用	主治
25	神阙	肚脐正中	培元固本，回阳救逆，补益脾胃，理气和肠	中风虚脱，四肢厥冷，脐周腹痛，腹胀，肠鸣，水肿
26	梁门	脐上 4 寸，旁开 2 寸处	和胃理气，健脾调中	呕吐，胃痛，食欲不振，腹胀，泄泻
27	列缺	腕横纹上 1.5 寸，桡骨茎突上方	宣调肺气，疏风解表，通经活络	咳嗽，气急，头项强痛，咽喉肿痛，牙痛，口眼歪斜，腕无力
28	足三里	犊鼻下 3 寸，距胫骨前缘外一横指处	健脾和胃，消积化滞，调理气血，疏风化湿，疏经活络，扶正培元	胃痛，恶心，呕吐，食少，消化不良，腹胀，腹痛，肠鸣，泄泻，便秘，头痛，眩晕，失眠，耳鸣，气短，气喘，咳嗽，痰多，半身不遂，膝胫酸痛，虚劳羸瘦，下肢冷麻，高血压
29	气海	脐下 1.5 寸处	益肾固精，升补阳气，调理冲任	小腹疼痛，腹胀，虚劳羸瘦，疲怠乏力，水谷不化，便秘，中风脱症，阳痿，遗精，遗尿，月经不调，痛经（重要保健穴）
30	关元	脐下 3 寸处	温肾益精，回阳补气，调理冲任，理气除寒	腹痛，虚劳羸瘦，小腹疼痛，消渴，阳痿，遗精，早泄，月经不调，痛经，带下，不孕，腹痛，遗尿，尿频，中风脱症（重要保健穴）
31	肺俞	第 3 胸椎棘突下旁开 1.5 寸处	养阴清热，调理肺气	咳嗽，气喘，胸满，胸痛，盗汗，潮热，消渴，腰背强痛
32	心俞	第 5 胸椎棘突下旁开 1.5 寸处	养血宁心，理气止痛，通络宽胸	心悸，心烦，心痛，惊悸，健忘，失眠，咳嗽，咳血，梦遗，盗汗，癫痫，神经衰弱
33	肝俞	第 9 胸椎棘突下旁开 1.5 寸处	疏肝理气，养血明目，潜阳熄风	胸肋胀满，黄疸，胁痛满闷，吐血，衄血，目疾，多梦，失眠，脊背强痛
34	脾俞	第 11 胸椎棘突下旁开 1.5 寸处	健脾利湿，益气和中	脾胃虚弱，胁痛，腹胀，胃痛，食少，纳呆，黄疸，呕吐，泄泻，便血，背痛，消化不良，浮肿
35	胃俞	第 12 胸椎棘突下旁开 1.5 寸处	理气和胃，化湿消滞	脾胃虚弱，完谷不化，胃脘痛，胸胁痛，腹胀，肠鸣，呕吐
36	肾俞	第 2 腰椎棘突下旁开 1.5 寸处	滋阴壮阳，补肾益气，利水消肿	腰痛，腰椎间盘突出症，腰肌劳损，腰膝冷痛，肾虚腰痛，遗精，阳痿，早泄，消渴，遗尿，水肿，泄泻，月经不调，头昏，目眩，耳鸣，耳聋，虚喘

续表

序号	穴名	位置	作用	主治
37	尺泽	肘横纹上肱二头肌腱桡侧缘凹陷处	清热调肺、疏通经络、降逆利水	咳嗽，气喘，咯血，潮热，咽喉肿痛，胸胁胀痛，肘臂挛痛，上肢瘫痪，小儿惊风，吐泻
38	外关	腕背横纹直上2寸处，尺骨与桡骨之间	祛邪清热，疏经活络	热病，头痛，颊肿，目赤肿痛，鼻衄，齿痛，耳鸣，耳聋，胸胁痛，肘臂活动不利，上肢痿痺，肘臂手指疼痛，手颤
39	涌泉	足底前部蜷足时凹陷处，第2、3跖趾关节后方	苏厥开窍，降逆止呕，清心泻火	头痛，头晕，目眩，咽喉肿痛，失喑，便秘，心烦，高血压，中风昏迷，中暑，足心热痛，癫痫，小儿发热，小儿惊风

温馨提示：

反复熟悉每个穴位的位置，并与同学互相练习。所点穴位稍有酸胀感就好，不可太过用力。

第三节　按摩的作用

一、调整阴阳

人体是一个对立统一的有机整体，存在阴阳两个方面。外表为阳，内为阴；背为阳，腹为阴；腑为阳，脏为阴。阴阳动态平衡，人体处于健康状态。人生病时，人体阴阳失调，出现气血不调，营卫不和，“阳胜则阴病，阴胜则阳病，阳病则热，阴病则寒”。“阳虚则外寒，阴虚则内热，阳盛则外热，阴盛则内寒。”临床表现为阴、阳、表、里、寒、热、虚、实等不同层次、不同性质的疾病。不同的按摩手法作用于人体肌表，可使阴阳失调得到改善，使人体处于健康状态。

二、调整脏腑功能

五脏包括心、肝、脾、肺、肾，六腑包括胆、胃、小肠、大肠、膀胱、三焦。

五脏六腑是人体生命活动的主要器官，五脏的主要功能是化生和储藏精气，六腑的主要功能是受盛和传化水谷（即消化、吸收与排泄）。一旦五脏六腑功能失调，就有可能反应于人体体表。按摩通过刺激人体体表一定的部位或穴位，对内脏产生一定的影响，五脏六腑功能协调，从而缓解人体的不良状态，使机体处于健康状态。

三、促进气血运行

气血是人体生命活动的物质基础，人体一切脏腑、经络、各组织和器官都依靠气血的供养和调节来发挥正常的生理功能。按摩具有调和气血、促进气血运行的作用。其作用有两个，一是疏通经络，气血调和而不会发生瘀滞；二是健运脾胃，脾胃是“后天之本”“气血生成之源”，气血充足，从而保证全身的需要。

第四节　治　　法

治则是中医治疗疾病的基本原则。治法是依据治则，具体运用于某个疾病的治疗方法。具体包括温法、通法、补法、和法、泻法、汗法、散法、清法等。

一、温法

温法是一种用于虚寒症的按摩调理方法。一般常用摩、擦、搓、擦、揉、一指禅推等手法。施术时应缓慢、柔和，时间要长，使局部产生温热感，渗透到组织深部，具有温阳、散寒、止痛等作用。

二、通法

通法是一种用于祛除病邪壅滞的治法。一般应用推、拿、点、按、揉、擦等手法。施术时，力度应轻重结合、刚柔兼施。通法具有疏通经络、使气血通畅的功能。广泛用于通经止痛、通络消肿、通利关节、理筋正骨。

三、补法

一般说脏腑功能低下者为虚。促进脏腑机能升高的治法为补法。施术时，手法刺激量小、轻快柔和，采用顺时针、顺经络循行方向进行。适用于病程长、病情缓、体质差的患者。具有疏通气血、扶正补虚的作用。

四、和法

和法是一种用于调和阴阳、气血、脏腑的治法。一般采用推、按、摩、揉、搓、擦、一指禅推等手法。施术时，手法要平稳柔和。和法适用于正气不很虚弱、功能有些紊乱的半表半里病症。

五、泻法

一般说脏腑功能亢进或邪气炽盛者为实。用抑制脏腑功能或祛除邪气的治法为泻法。一般采用挤压类手法。施术时，手法刺激量大，强劲执著，频率要高。采用逆时针、逆经络循行方向进行，具有泻实的作用。

六、汗法

汗法是一种开泻腠理、祛除表邪的治法。一般采用啄、按、推、拿、一指禅推等手法。例如，外感风寒时，手法要先轻后重。外感风热时，手法柔和轻快。主要用于表症、邪未入里，故以汗而发之，使邪从汗出。

七、散法（消散法、消法）

散法是一种祛除积滞、瘀阻、积聚的治法。一般采用轻快柔和的摩、搓、揉、一指禅推等手法，力度要轻，具有消积导滞、散结消肿、活血祛瘀、软坚化痰等作用。

八、清法

清法是一种清热除烦的治法。一般采用推、摩、擦等摩擦类手法，实热时手法宜重，虚热时手法宜轻，具有清热除烦的作用。

思考·练习

1. 十四经络名称都是什么？起止穴位在哪里？
2. 和法有什么作用？
3. 温法一般采用什么手法？
4. 什么是汗法？
5. 你能说出几个常用穴位？它们的位置、作用各是什么？

第三章　按摩的基本手法

学习目标：

1. 掌握各类按摩手法的定义。
2. 熟悉各类按摩手法的作用。
3. 掌握各类按摩手法的施术要领，并注意它们的特点。

按摩的手法多种多样，根据症状、按摩位置等的不同，采用的按摩手法也不同。本章介绍十八种基本手法，分别是：按法、推法、点法、揉法、拿法、摩法、拨法、搓法、啄法、抹法、切法、擦法、颤法、振法、擦法、拍法、叩法、捏法。这些手法需反复练习方能掌握。

第一节 按 法

术者以指、掌、肘置于受术部位进行按压的手法称按法。

一、手法操作

1. 指按法

落枕、颈椎病、肩周炎等病症经常需要指按法，如图 3—1 所示。术者以拇指指腹、指端或食指指背按压受术部位。

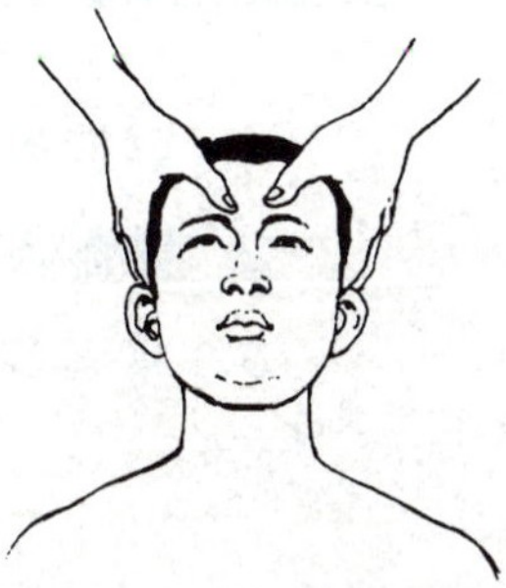

图 3—1 指按法

2. 掌按法

对背部膀胱经施术时经常用掌按法，如图 3—2 所示。术者以掌根、全掌、鱼际置于受术部位，进行按压，既可单掌，也可双掌重叠。

3. 肘按法

在软组织丰满及病变深的部位，如肌肉丰满的臀部，适于用肘按法，如图 3—3 所示。术者一臂肘尖置于受术部位，另一手协力，进行按压。

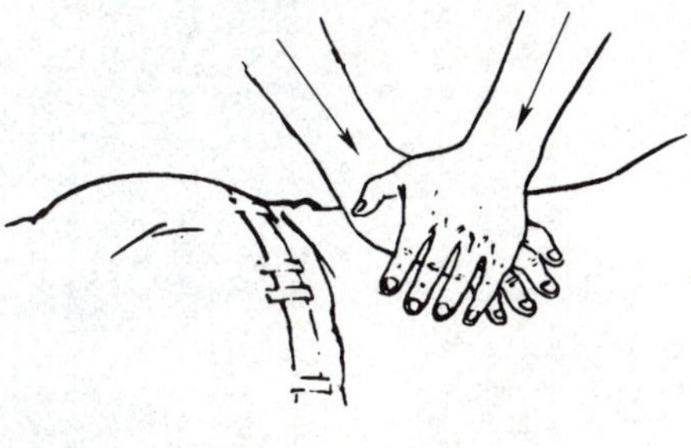

图 3—2 掌按法

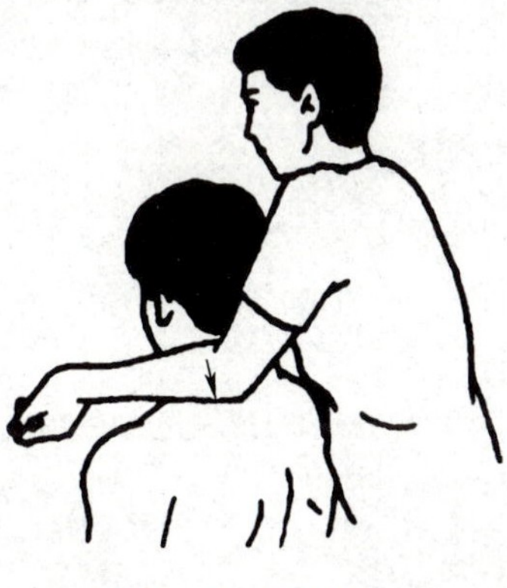

图 3—3 肘按法

二、手法要领

垂直用力，由浅入深，由轻至重，力要渗透，不可暴力施术。

三、手法作用

按压穴位，调和气血，疏理肌筋。

四、实操指导

指、掌、肘置于受术部位，反复进行由浅入深、由轻至重的练习，注意手法的正确性。

第二节　推　　法

术者以指、掌和肘置于受术部位，进行单方向的直线或弧线推动的方法称推法。

一、手法操作

1. 指推法

受术面积比较小、力度不宜太大时，常用指推法，如图 3—4 所示。术者以一手或两手拇指指腹置于受术部位，沿直线或弧线方向推动，并保持一定的压力。

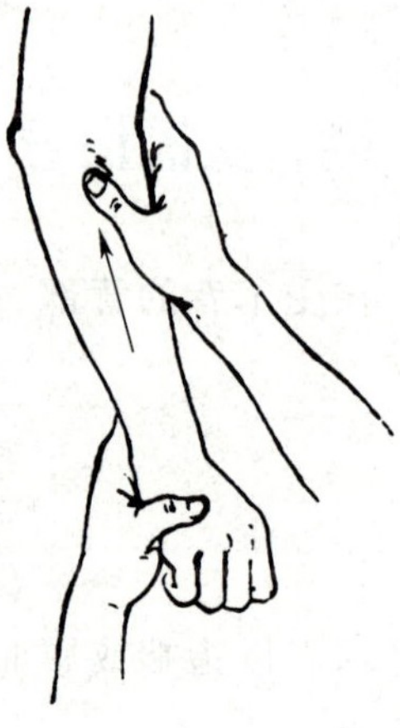

图 3—4　指推法

2. 掌推法

腰腿痛等症经常运用掌推法，如图 3—5 所示。术者以全掌、掌根或鱼际置于施术部位，进行直线或弧线的推动。全掌推动时应五指微分开，并可重叠双掌进行施术，掌根推动时应手掌上跷，以掌根进行施术。

3. 肘推法

接触面积大，需要力度比较强时，常用肘推法，如图 3—6 所示。术者屈曲肘关节，用肘尖置于施术部位，沿直线或弧线方向推动，移动要缓慢，刺激性要强。

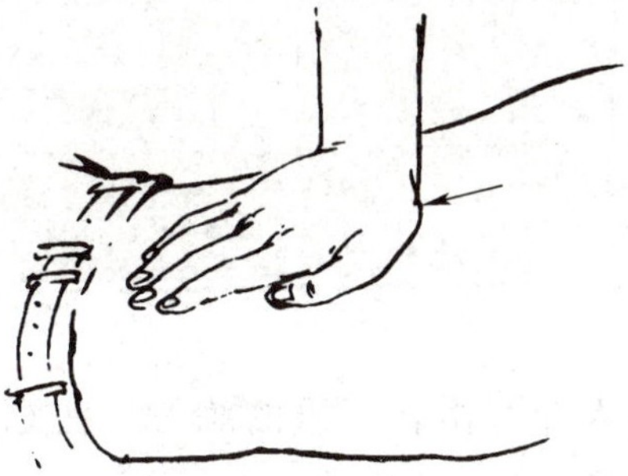

图 3—5　掌推法

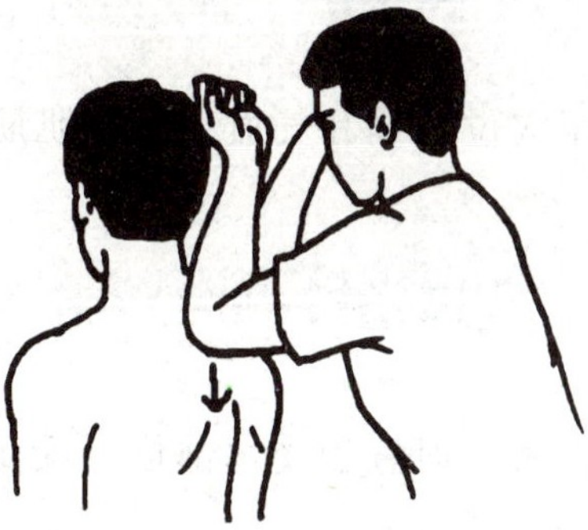

图 3—6　肘推法

二、手法要领

术者的指、掌和肘要紧贴于肌肤，用力要重而不滞、轻而不浮，推进速度要缓慢，不要偏斜与跳跃。必要时可涂一些按摩递质。

三、手法作用

行气活血，消瘀散结，扶助正气。

四、实操指导

在受术者的背部，以指、掌或肘反复练习。

第三节　点　　法

术者以指端或屈曲指关节的突出部位置于受术部位，进行垂直持续按压的手法称点法。

一、手法操作

1. 拇指指端点法

术者手握空拳，拇指贴紧食指桡侧面，拇指伸直，以指端垂直点压受术部位，持续进行，如图 3—7 所示。

2. 屈指端点法

术者拇指或食指屈曲，以指关节突出部位垂直点压受术部位，如图 3—8 所示。

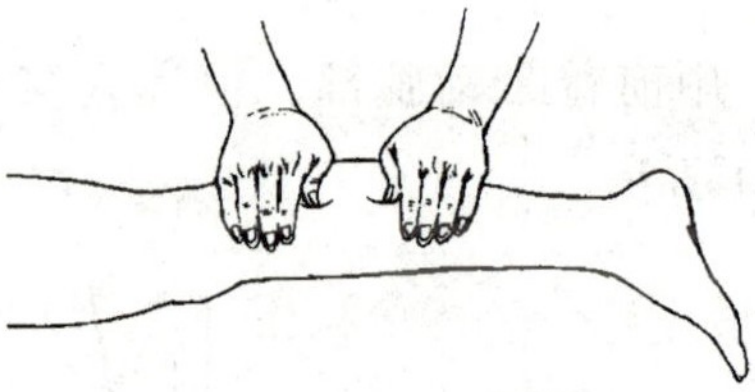

图 3—7 拇指指端点法

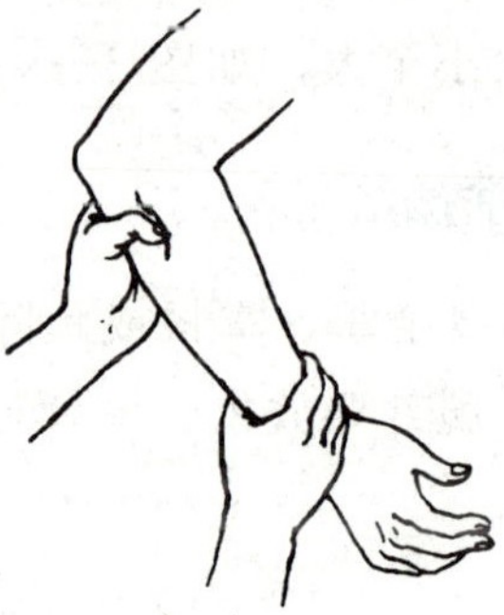

图 3—8 屈指端点法

二、手法要领

接触面小，刺激性强，持续用力，垂直施术，由轻至重。

三、手法作用

点穴开筋，消积散结，祛瘀。

四、实操指导

在受术部位反复练习，由轻至重，先使用拇指指端点法。在熟悉拇指指端点法后，再进行屈指端点法练习。

第四节 揉法

术者以指或掌吸定受术部位，由浅入深地进行内外旋转的手法称揉法。

一、手法操作

1. 指揉法

术者以指腹吸定受术部位，由浅入深地揉动，带动皮下组织，用力由轻至重，渗透力由小至大，如图 3—9 所示。

2. 掌揉法

术者以全掌、掌根或鱼际吸定受术部位，用前臂带动腕部，由浅入深地带动皮下组织，腕部要放松，紧揉慢移，如图 3—10 所示。

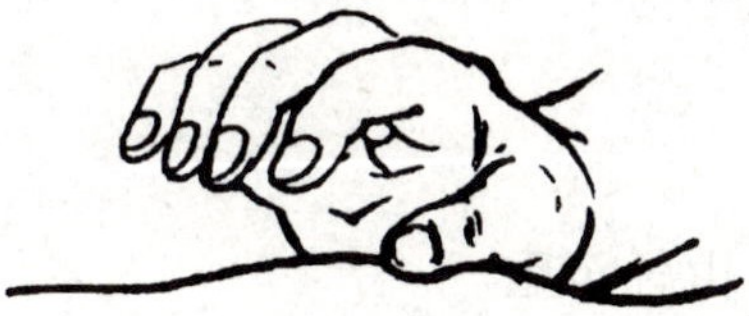

图 3—9 指揉法

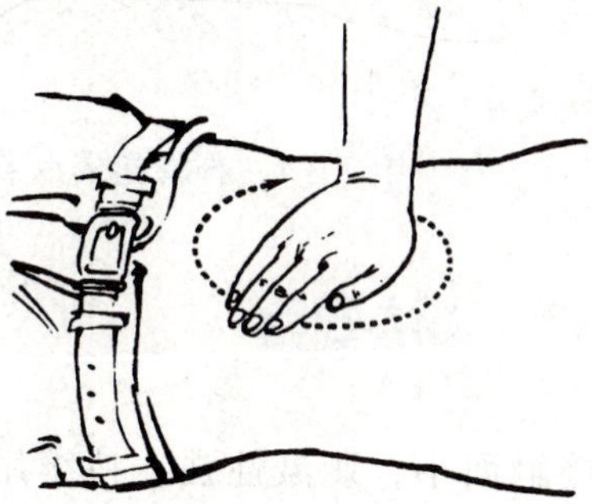

图 3—10 掌揉法

二、手法要领

揉动时术者施术部位与皮肤不可有摩擦，由浅入深，用力由轻至重，手法要轻柔缓和，移动要慢。顺时针揉为补，逆时针揉为泻。

三、手法作用

活血化瘀，调整气血，消瘀行气。

四、实操指导

首先进行拇指指腹揉法练习，再进行多指揉法练习，最后进行掌揉法练习。揉动要吸定施术部位由浅入深，用力要由轻至重，要带动皮下组织。

第五节　拿　法

术者以单手或双手的拇指与其余四指相对成钳形，持续且有节律地提拿或提捏施术部位的手法称拿法。

一、手法操作

1. 指拿法

（1）两指拿法　术者以拇指与食指相对成钳形，持续且有节律地提拿或提捏施术部位的手法称两指拿法，如图 3—11 所示。

（2）五指拿法　术者以拇指与其余四指相对成钳形，持续且有节律地提拿或提捏施术部位的手法称五指拿法，如图 3—12 所示。

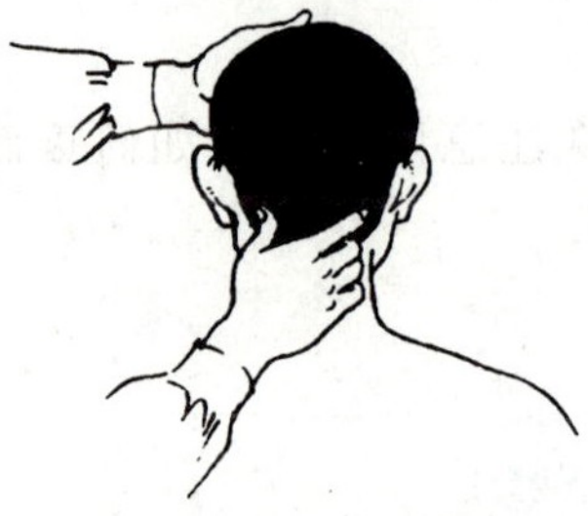

图 3—11　两指拿法

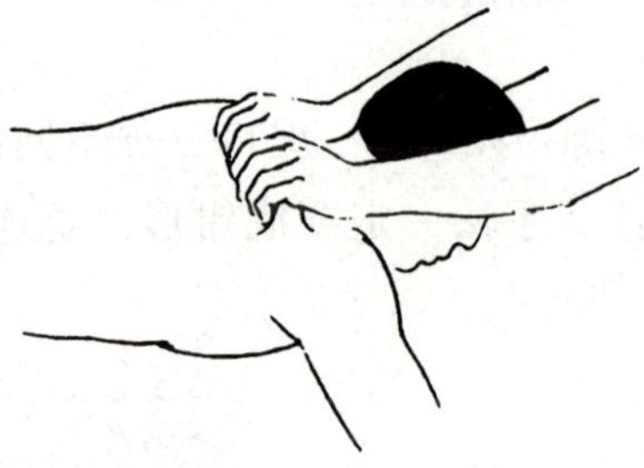

图 3—12　五指拿法

2. 虎口拿法

术者以虎口吸定受术部位，持续且有节律地提拿或提捏施术部位的手法称虎口拿法，如图 3—13 所示。

3. 掌拿法

术者以掌心吸定受术部位，持续且有节律地提拿或提捏施术部位的手法称掌拿法。掌拿法多用于四肢，手法平稳深透，如图 3—14 所示。

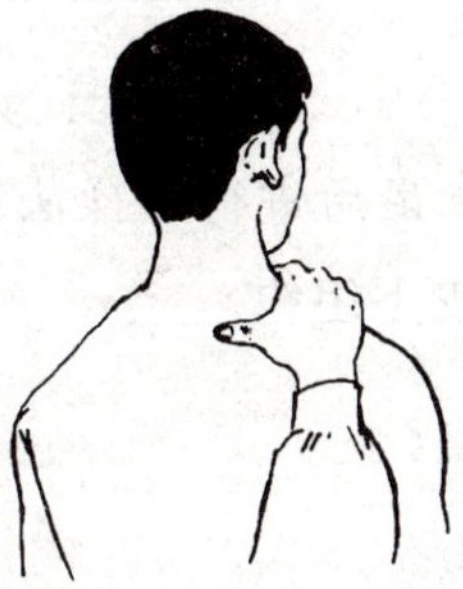

图 3—13　虎口拿法

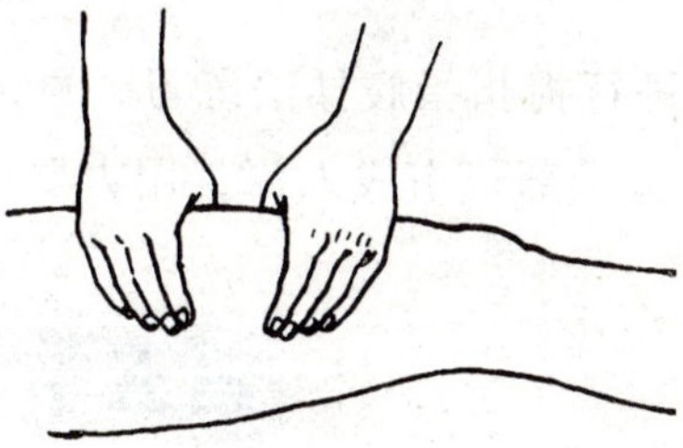

图 3—14　掌拿法

二、手法要领

术者以指、虎口与掌心施术时用力先由轻至重，再由重至轻，要重而不滞，轻而不浮，连续且有节律，拿法时以指腹着力，不可指端着力抠，以免损伤皮肤。

三、手法作用

放松筋骨，疏通血脉，分离粘连。

四、实操指导

首先练习指、掌、虎口三种不同的拿法练习。其次注意体会用力如何重而不滞，轻而不浮，手法一定要成钳形，要连续且有节律。

第六节　摩　　法

术者以指、掌在受术部位体表施术，进行有节律的直线和环行摩动的手法称摩法。

一、手法操作

1. 指摩法

术者将食指伸直，以食指、中指、无名指和小指指腹紧贴受术部位，进行直线和环行摩动的手法称指摩法，如图 3—15 所示。

2. 掌摩法

术者腕关节放松，手掌自然紧贴于受术部位，在前臂及腕部带动下，掌部进行连续且有节律的摩动的手法称掌摩法，如图 3—16 所示。此手法多用于腹部及大腿部减肥。一般在掌摩中多用一些按摩递质。

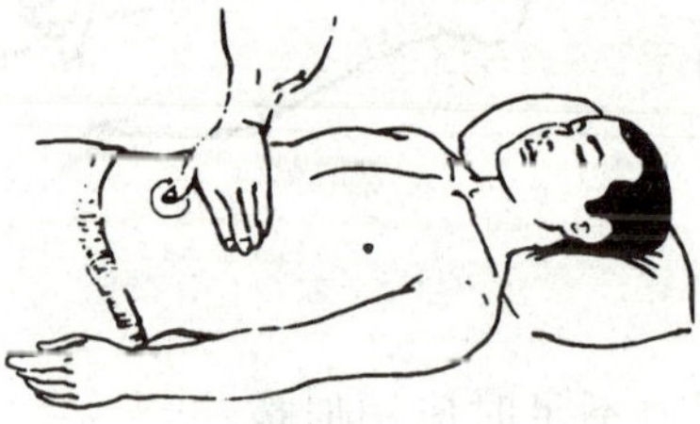

图 3—15　指摩法

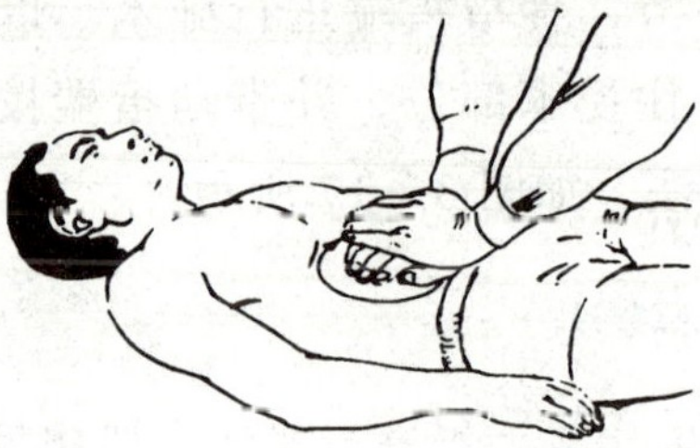

图 3—16　掌摩法

二、手法要领

指摩法宜轻快，掌摩法稍重缓。压力要均匀，动作要轻柔，顺时针摩动时为补，逆时针摩动时为泻；急摩为泻，缓摩为补。

三、手法作用

活血散瘀，宽胸理气，消积导滞，消肿散瘀，调节胃肠蠕动，祛皮肤瘀症。

四、实操指导

先进行指摩练习，后进行掌摩练习，摩动时要紧贴受术部位，先由慢至快，再由快至慢。

第七节　拨　　法

术者以指端，指腹或肘尖深按压受术部位，然后进行与经络或肌纤维成垂直方向的拨动的手法称拨法。

一、手法操作

1. 指拨法

术者的拇指伸直，其余四指握空拳，拇指紧贴四指桡侧，拇指指端进行施术；也可拇指与中指夹住食指末关节，食指指端进行施术。以腕部带动拇指或食指压住受术部位，并带动指端拨动肌纤维的手法称指拨法，如图 3—17 所示。

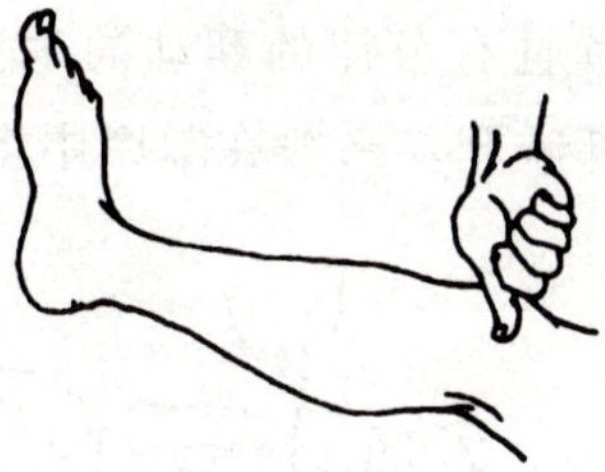

图 3—17　指拨法

2. 肘拨法

以肘尖代替手指进行拨法。肌肉发达丰满、指力不足时应用肘拨法。

二、手法要领

指拨法或肘拨法都要压住受术部位由浅入深进行，待到酸胀时再进行与肌纤维垂直的拨动。不要与皮肤表面产生摩擦，要用力渗透。

三、手法作用

疏理肌筋，解除粘连，解痉止痛，通经活络，调和气血。

四、实操指导

以指或肘尖压住受术部位，使受术者有酸、胀的感觉，然后进行与肌纤维垂直的拨动练习，不要产生摩擦。

第八节　搓　　法

术者以两手掌面挟住肢体，进行方向相反、相对用力揉搓，并作上下方向往返移动的方法称搓法。用手指或手掌单方向或往返加压用力的推法，亦称搓法。

一、手法操作

1. 指搓法

术者以拇指指腹或食指指腹紧贴于施术部位，进行方向相反、相对用力揉搓的方法称指搓法。一般面部美容多用此手法，如图 3—18 所示。

2. 掌搓法

术者以全掌紧贴于施术部位，进行方向相反、相对用力揉搓的手法称掌搓法。此法一般上下往返搓动，多用于四肢、腰部及腹部，如图 3—19 所示。

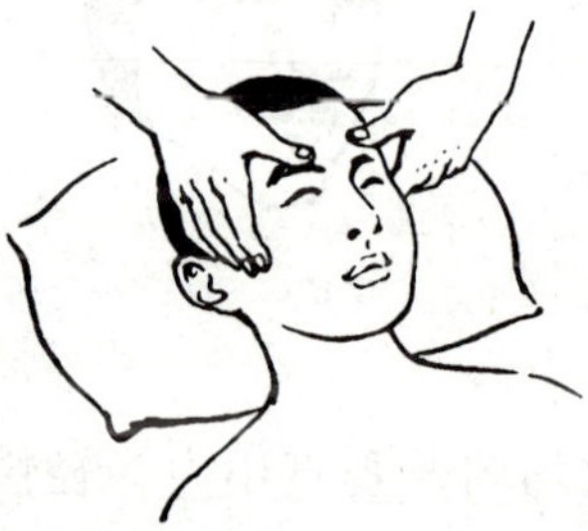

图 3—18 指搓法

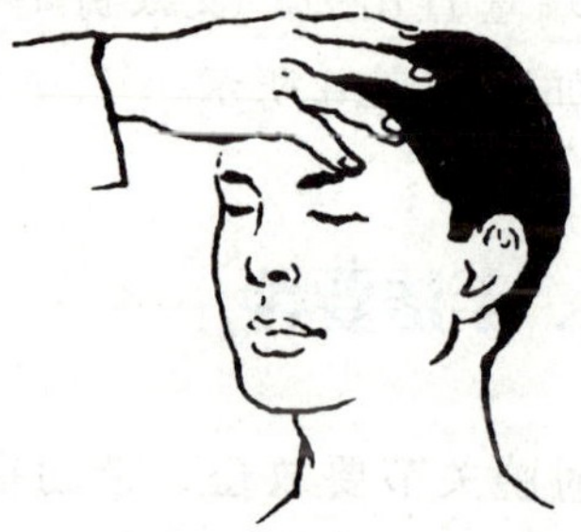

图 3—19 掌搓法

二、手法要领

双手用力一致、均匀，用力方向相反。搓动时要连续、不停顿，渗透力要强，腕部关节应放松。头部用力要小，腰部用力要大于腹部用力。避免暴力搓擦。

三、手法作用

调和气血，疏通经络，消除疲劳，预防皱纹，恢复皮肤弹性。

四、实操指导

先进行指搓法练习，再进行掌搓法练习。施术时，腕部关节要放松，搓动由慢至快，避免产生停顿或不连贯。

第九节 啄 法

术者五指自然屈曲并稍分开，腕关节放松并屈伸摆动，带动五指指端啄击受术部位（似鸡啄米）的方法称啄法。

一、手法操作

术者五指微屈并分开，用腕关节屈伸摆动带动五指指端垂直用力，交叉并有节律地啄击受术部位体表，如图 3—20 所示。

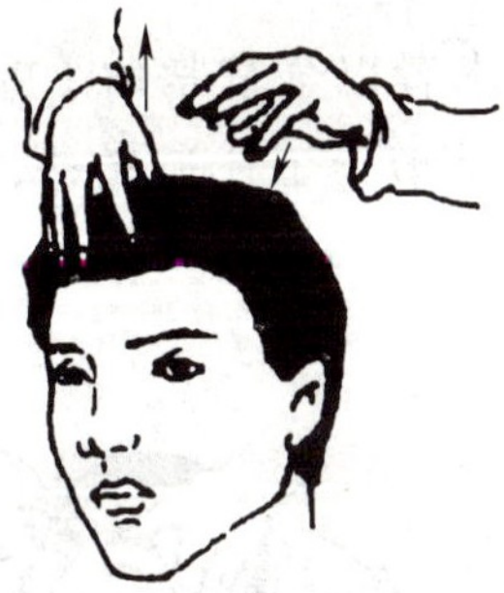

图 3—20 啄法

二、手法要领

术时腕关节要放松，带动指端啄击，手法要一致均匀，垂直用力，轻快，灵活而有节律。

三、手法作用

开窍醒脑，有抑制或兴奋神经的作用，活血化瘀，解痉止痛。

四、实操指导

先在受术者背部练习，熟练以后再进行头部练习。

第十节 抹 法

术者以指腹或掌紧贴于受术部位，进行上下、左右，弧线或任意方向往返推移的手法称抹法。

一、手法操作

1. 指抹法

术者以指腹紧贴于受术部位，进行上下、左右，弧线或任意方向往推返移的手法称指抹法。指抹法常用于面部，是进行美容按摩的主要手法，如图 3—21 所示。

2. 掌抹法

术者以掌心和鱼际紧贴于受术部位，进行上下、左右往返移动的手法称掌抹法，如图 3—22 所示。可用于面部、腹部等。

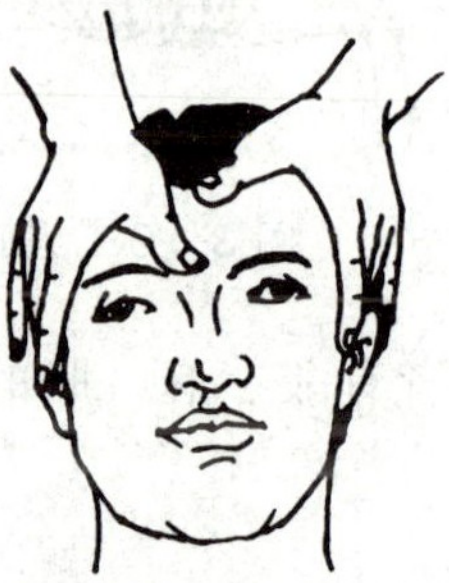

图 3—21 指抹法

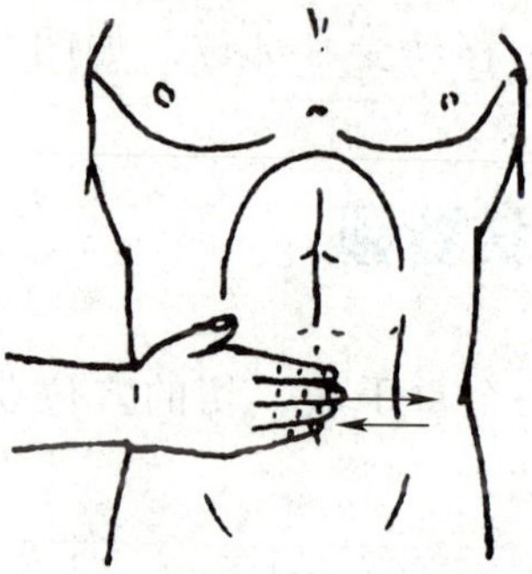

图 3—22 掌抹法

二、手法要领

术时指、掌要紧贴于受术部位，要连续不断，轻快灵活，用力要重而不滞，轻而不浮。

三、手法作用

开窍醒脑，疏通经络，行气活血，预防血瘀，养颜防皱。

四、实操指导

在面部进行指抹法和掌抹法练习。

第十一节 切 法

术者以指端重压受术部位，一起一落，同时不断移动位置的手法称切法。

一、手法操作

术者以一指和多指指端对齐重压受术部位，术时应垂直用力，由轻至重，不要抠破皮肤，稍稍停顿一下，移动受术部位，如图 3—23 所示。

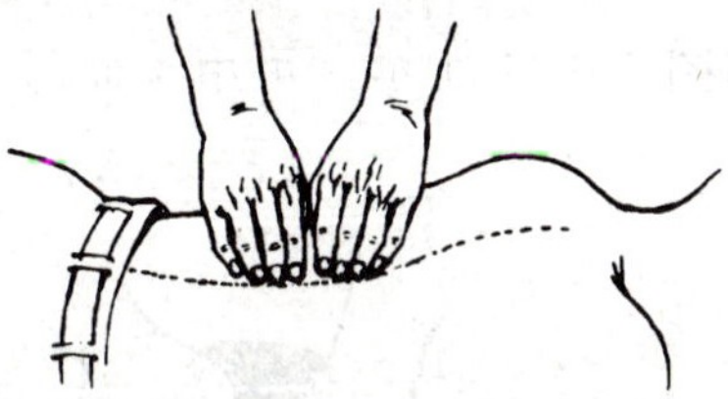

图 3—23 切法

二、手法要领

切法是一个重手法，切的穴位要准确，术时受术者有酸、麻、胀的感觉，切法后要进行揉法。

三、手法作用

兴奋神经，疏风散邪，温通血脉，养颜防雀斑。

四、实操指导

先在受术者的背部练习，再在受术者的面部练习。一定要准确地切受术部位，防止抠破皮肤。

第十二节 擦 法

术者的手掌背部近小指侧及小鱼际吸定于受术部位，沉肩，以肩关节为支点，上臂作主动摆动，带动前臂旋转，使小鱼际尺侧及第五掌骨在施术部位进行往返擦动的手法称擦法。

一、手法操作

术者手握空拳，以手掌背部近小指侧及小鱼际置于受术部位，沉肩，以肩关节为支点，上臂作主动摆动，带动前臂旋转，使手掌背近小指侧及小鱼际在受术部位往返㨰动，如图 3—24 所示。

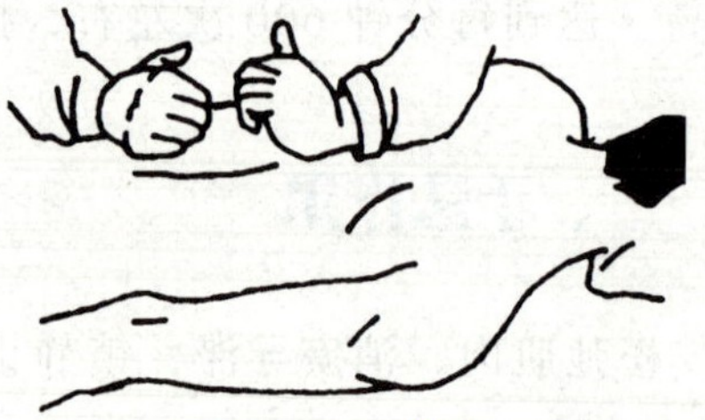

图 3—24　㨰法

二、手法要领

术时手掌背吸定于受术部位，要有一定的压力，动作要有节律，不可忽快忽慢，不能跳跃，用力要均匀，频率在每分钟 120~160 次。术时不宜有向前推、向后拖的现象，避免与皮肤产生摩擦。

三、手法作用

疏通血脉，增强血液循环，疏理肌筋，消除疲劳。

四、实操指导

术者手掌背压住受术部位，先练习向内㨰动 40°，再练习向外㨰动 80°，练习手法时不要跳跃，用力要均匀，动作要有节律。

第十三节　颤　法

术者以掌或指置于受术部位，腕部进行快速和细微摆动的手法称颤法。

一、手法操作

术者以掌或指紧贴于受术部位，手及臂带动腕部进行左右快速、细微的摆动，摆动时要求频率高，幅度小，使受术部位产生温热感，如图 3—25 所示。

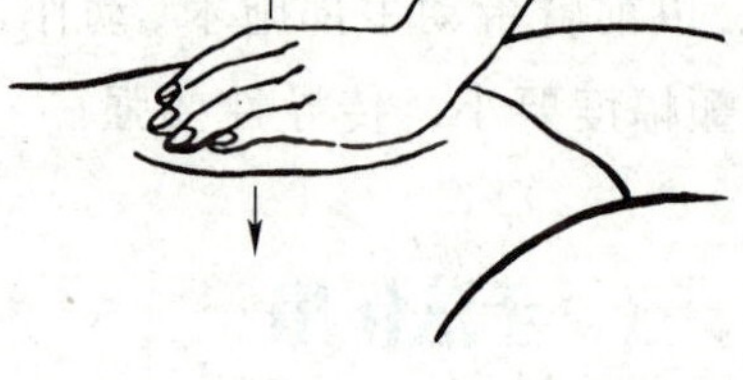

图 3—25　颤法

二、手法要领

术者的掌或指要自然伸直，并紧贴于受术部位，以臂带动腕部摆动，摆动频率要高，达到每分钟 600 次左右，摆动幅度要小，使受术者有松弛的感觉。

三、手法作用

松弛肌肉，消瘀导滞，镇静止痛。

四、实操指导

以臂带动腕部摆动，频率由低至高，身体要放松，动作要连续，频率要高，使温热感传导到受术者内部。

第十四节 振　　法

术者以掌或指置于受术部位，进行上下快速振颤的手法称振法。

一、手法操作

术者以掌或指紧贴于受术部位，前臂与掌或指同时用力，进行上下快速振动，使受术部位振动，产生温热感至体内，同时也可叠掌进行，如图 3—26 所示。

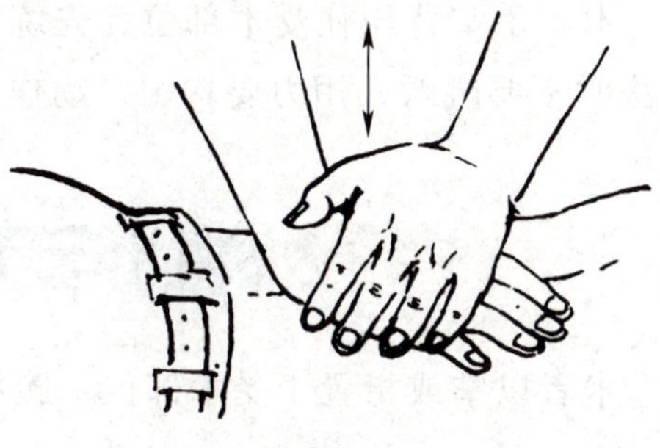

图 3—26　振法

二、手法要领

术者的掌或指要紧贴体表，身体要放松，以前臂带动手部施术，动作连续，不要停顿，频率要高，达到每分钟 300~400 次，振颤幅度要小，传导性要强。

三、手法作用

调理气血，镇静安神，活血止痛，养颜祛瘀。

四、实操指导

术者的掌或指紧贴体表，练习前臂带动手部动作，上下振颤由慢至快。

第十五节 擦 法

术者以指腹或掌置于受术部位，进行直线往返摩擦或推擦，使皮肤产生热量的手法称擦法。

一、手法操作

术者以全掌或鱼际置于受术部位，腕与手臂自然伸直，以肩部为中心，前臂带动掌或指进行往返直线摩擦，使皮肤产生热量，如图3—27所示。

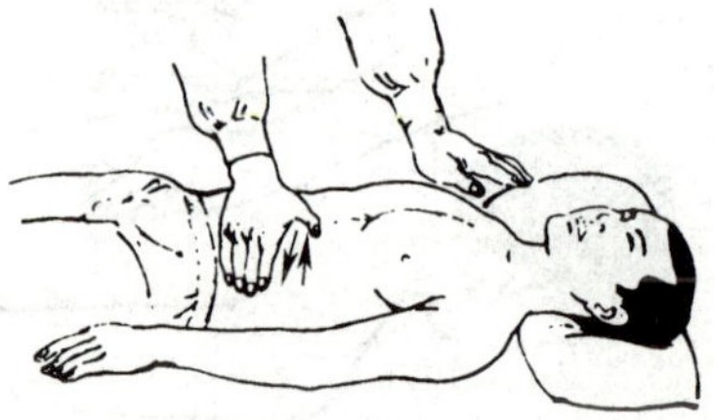

图3—27 擦法

二、手法要领

施术要连续不断，动作要平稳，速度要均匀有节律，用力要均匀，必须在直线上进行。

三、手法作用

活血祛瘀，祛风散寒，舒展皮肤，健脾和胃。

四、实操指导

术者肩部要放松，应用肩部发力，使摩擦在一条直线上，用力要均匀一致，速度练习不要忽快忽慢。

第十六节 拍 法

术者手指并拢，以虚掌平稳而有节律拍打施术部位体表的方法称拍法。

一、手法操作

1. 虚掌拍打法

术者五指并拢成虚掌，以腕部带动虚掌对受术部位进行有节律的拍打，使皮肤微红，如图 3—28 所示。

2. 指背拍打法

术者五指自然弯曲，以腕部摆动带动五指对受术部位进行有节律的拍打，如图 3—29 所示。

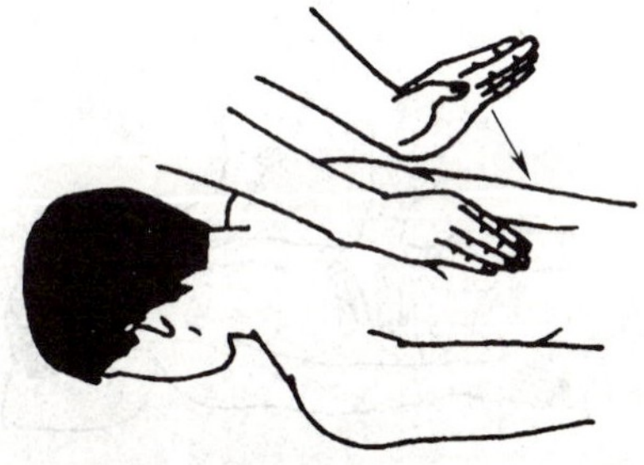

图 3—28 虚掌拍打法

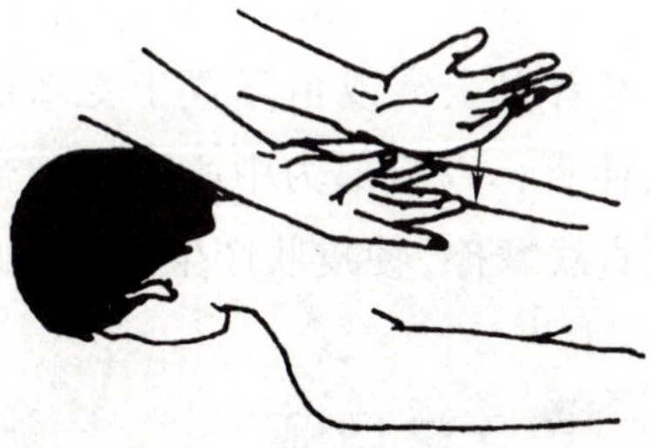

图 3—29 指背拍打法

二、手法要领

术者腕部要灵活，五指放松，以腕部带动五指进行拍打，要协调有节奏性地交替施术，声音要清脆，使受术者无疼痛感并有放松舒适的感觉。

三、手法作用

发散邪气，消除疲劳，兴奋神经。

四、实操指导

先进行腕部的灵活性练习，然后进行腕部带动五指施术练习。反复操作，拍打出清脆的声音，并有节律，频率达到每分钟 300 次以上。

第十七节　叩　法

术者手握空拳，以小指侧和小鱼际叩击受术部位的方法称叩法。

一、手法操作

术者两手握空拳，以腕部摆动带动空拳施术，以空拳小指及小鱼际尺侧部叩击受术部位，两手交替进行，如图3—30所示。

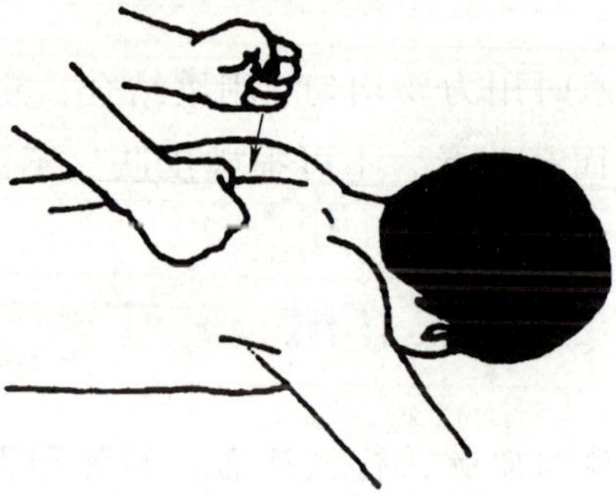

图3—30　叩法

二、手法要领

动作要轻快柔和，用力要均匀，手法要有节律，并发出清脆的声音，使受术者无疼痛感。

三、手法作用

放松筋骨，祛风散寒，安神定智，消除疲劳。

四、实操指导

手法要熟练，节奏感强，无疼痛。

第十八节　捏　法

术者以拇指与其余指相对用力于受术部位，进行捏拿、挤捏的手法称捏法。

一、手法操作

术者以拇指与食指或以拇指与其余四指相对置于受术部位，进行连续不断的捏拿，使皮肤或肌纤维被捏起，做快速的捻转前进，使皮肉肌筋自指间捻转滑脱，逐步向前移动，如图 3—31 所示。

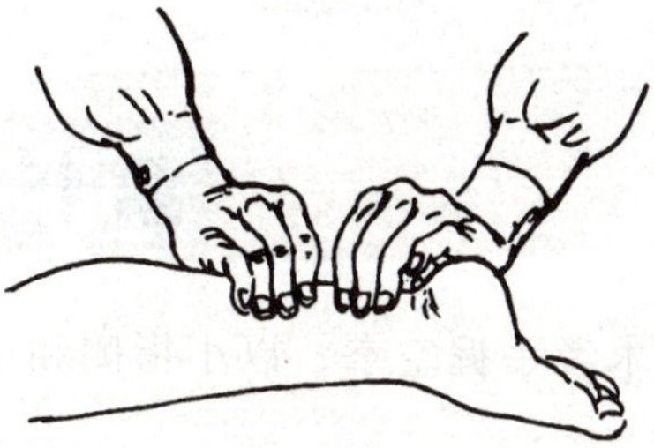

图 3—31　捏法

二、手法要领

术时用力要均匀，刚柔结合，灵活自如，连贯而有节奏，不可捏破皮肤。不能用指端，而应用指腹进行施术。

三、手法作用

疏通血脉，行气活血，健脾和胃，调和阴阳，营养皮肤。

四、实操指导

反复练习以指腹相对捏起皮肤，力度要适宜，不可捏痛。

思考·练习

1. 按法的作用是什么？
2. 什么是推法？
3. 简述搓法的手法要领。
4. 简述擦法手法操作。
5. 拿法分为几种？

第四章　全身保健按摩操作步骤

学习目标：

1. 了解保健按摩手法在全身各部位的作用。
2. 掌握受术者体位、按摩操作手法及操作要领。

本章首先介绍全身保健按摩的操作顺序，然后依次介绍保健按摩在头部、面部、胸部、腹部、下肢前侧、背腰部、下肢后侧、上肢部的应用，并从体位、操作手法、操作要领、作用等方面详细展开。

第一节　全身保健按摩操作顺序

全身保健按摩操作顺序如下：

面部保健按摩（仰卧位）⟶胸部保健按摩（仰卧位）⟶腹部保健按摩（仰卧位）⟶下肢前侧保健按摩（仰卧位）⟶腰背部保健按摩（俯卧位）⟶下肢后侧保健按摩（俯卧位）⟶头部保健按摩（坐位）⟶上肢部保健按摩（坐位）。

全身保健按摩操作按照 45 分钟为一个钟进行。

第二节　保健按摩手法在头部、面部的应用

一、开天门

1. 体位　受术者仰卧位。

2. 操作手法　术者以两手拇指指腹自印堂穴至神庭穴交替进行抹法，反复 3～5 次，扩展到前额，如图 4—1 所示。

3. 操作要领　施术时力度由轻至重，并在印堂穴和神庭穴进行点按。

4. 作用　开窍醒脑，治疗头昏目眩。

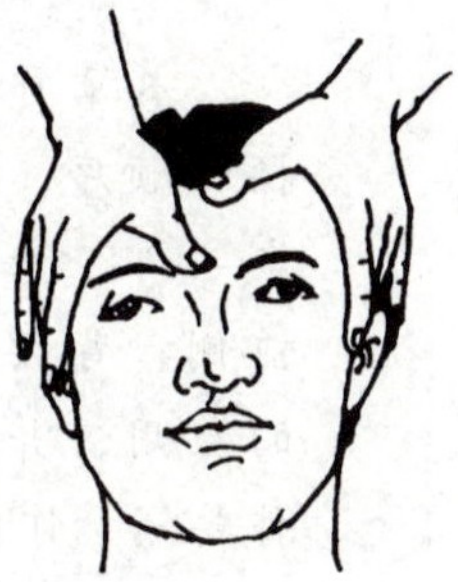

图 4—1　开天门

二、分推前额

1. 体位　受术者仰卧位或坐位。

2. 操作手法　术者以两手拇指桡侧置于前额正中线处，自中间向两侧分推，反复 3～5 次，然后两手拇指桡侧在头维穴、丝竹空穴长按 1～2 分钟，如图 4—2 所示。

3. 操作要领　施术时用力要均匀对称，由轻至重，重而不滞。

4. 作用　疏风解表，开窍益聪。

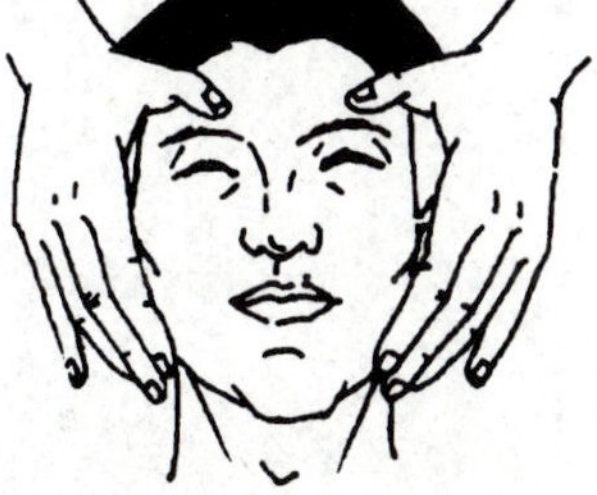

图 4—2　分推前额

三、抹双柳

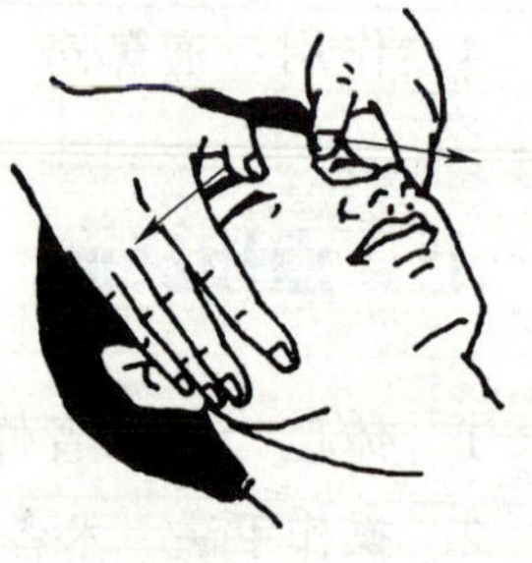
图 4—3　抹双柳

1. 体位　受术者仰卧位或坐位。

2. 操作手法　术者以两手拇指指腹自攒竹穴推抹至丝竹空穴，反复 3 ~ 5 次，如图 4—3 所示。

3. 操作要领　施术时力度不宜过重，要轻而不浮。

4. 作用　散风明目，清脑止痛。

四、环摩眼周

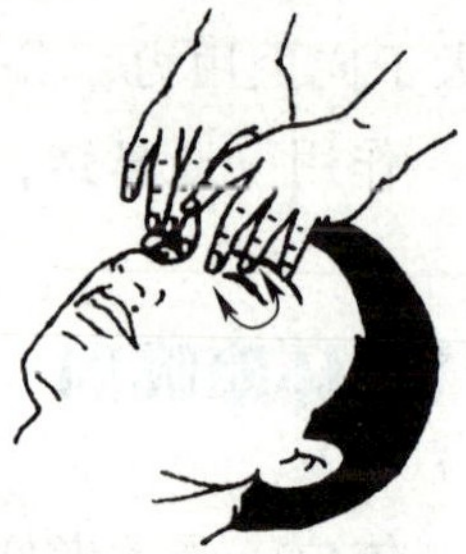
图 4—4　环摩眼周

1. 体位　受术者仰卧位。

2. 操作手法　术者以两手拇指指腹在上、下眼皮分抹 3 ~ 5 次，如图 4—4 所示。

3. 操作要领　分抹时力度轻柔，双手施力一致。

4. 作用　防止眼皮老化。

五、点按四白穴

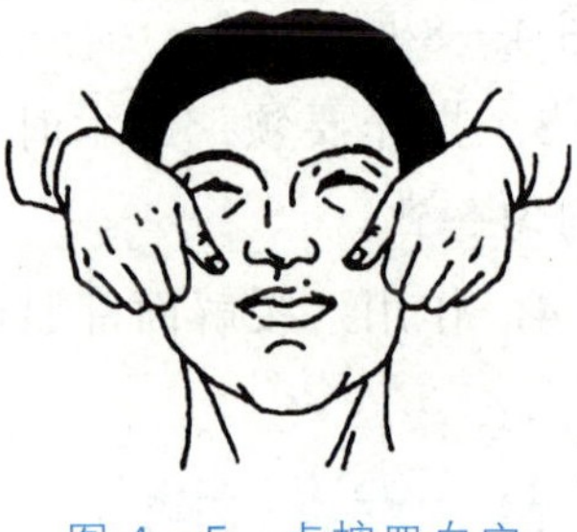
图 4—5　点按四白穴

1. 体位　受术者仰卧位。

2. 操作手法　术者以两手拇指指腹点按四白穴 1~2 分钟，然后两手拇指指腹自睛明穴经四白穴至丝竹空穴进行分抹，如图 4—5 所示。

3. 操作要领　施术时力度要轻柔，点按四白穴时使受术者有酸胀感。

4. 作用　祛风明目，活络止痛。

六、点按巨髎

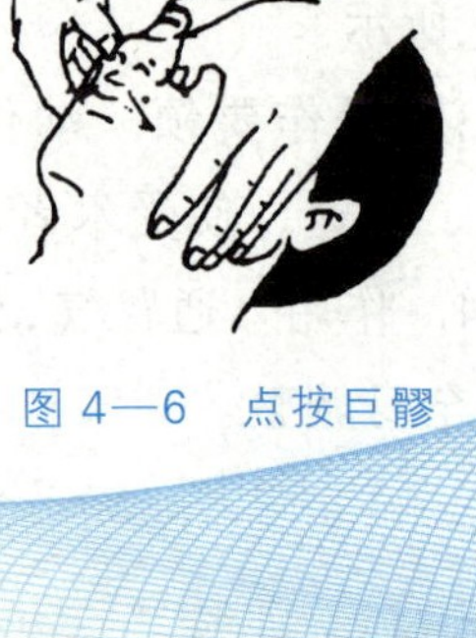
图 4—6　点按巨髎

1. 体位　受术者仰卧位。

2. 操作手法　术者以两手拇指指腹点按巨髎穴 3 ~ 5 次，自迎香穴经巨髎穴、颧髎穴至耳穴进行分抹，如图 4—6 所示。

3. 操作要领　分抹时要缓慢、柔和，穴位要准确，每至一个穴位操作者应稍停顿一下。

4. 作用　通鼻窍，散风热。

七、点按鼻通

1. 体位　受术者仰卧位。

2. 操作手法　术者以两手中指点按鼻通穴 3~5 次，推摩鼻翼两侧，如图 4—7 所示。

3. 操作要领　推摩鼻翼两侧时力度要轻，向下用力要大于向上用力。

4. 作用　通鼻窍，醒脑。

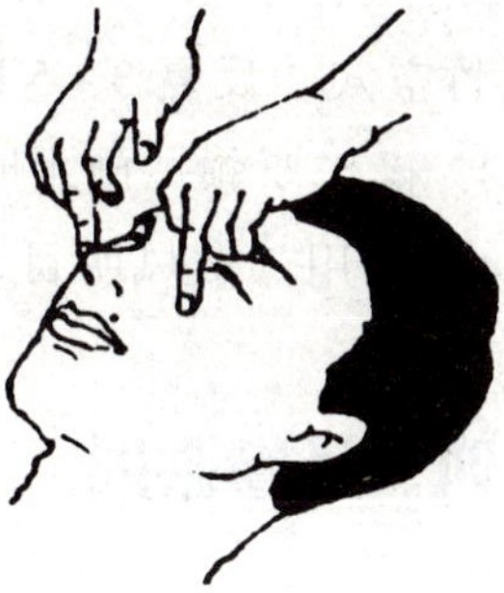

图 4—7　点按鼻通

八、环摩嘴周

1. 体位　受术者仰卧位。

2. 操作手法　术者以两手拇指指腹在嘴唇上自人中穴分抹到地仓穴，再在嘴唇下自承浆穴分抹到地仓穴，反复 3 ~ 5 次，再点按地仓穴 3 ~ 5 次，如图 4—8 所示。

3. 操作要领　施术时手法要连贯、和缓，用力要均匀一致。

4. 作用　缓解面部肌肉紧张。

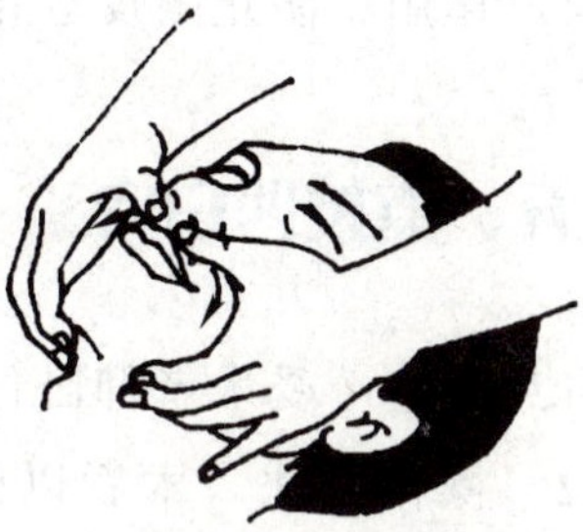

图 4—8　环摩嘴周

九、双揪铃铛

1. 体位　受术者仰卧位。

2. 操作手法　术者以双手拇指与食指相对揉捏整个耳部，后捏住耳垂，向下揪抻 3~5 次，如图 4—9 所示。

3. 操作要领　动作应缓慢，揪耳垂时手法应灵活、快速，使受术者耳部有微热感。

4. 作用　通肾气，补肾阳，降气逆，利九窍，利于全身调整。

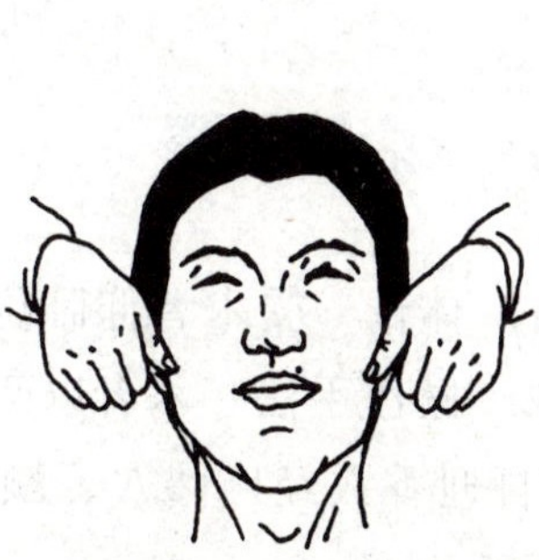

图 4—9　双揪铃铛

十、推颊车

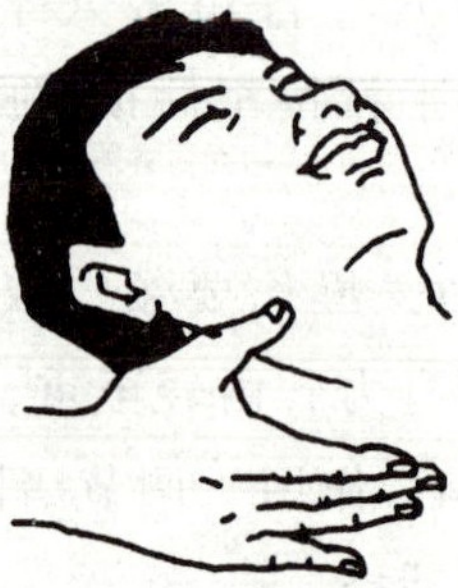
图 4—10 推颊车

1. 体位 受术者仰卧位。

2. 操作手法 术者以两手拇指指腹点按颊车穴 3~5 次，再以双手拇指指腹自听会穴沿下颌骨边缘经颊车推至大迎穴，如图 4—10 所示。

3. 操作要领 双手拇指指腹施术时要刚中有柔，推法宜轻，点按稍重些。

4. 作用 疏风活络，止痛益聪。

十一、点按承浆

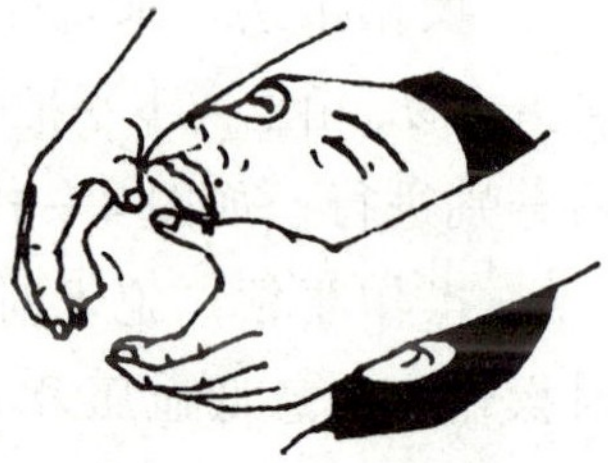
图 4—11 点按承浆

1. 体位 受术者仰卧位。

2. 操作手法 术者以双手拇指指端点按承浆穴 1~2 分钟，再以拇指指腹拿捏下颌，如图 4—11 所示。

3. 操作要领 点按时注意不要划破皮肤，拿捏时手法要缓慢，用力由轻至重。

4. 作用 疏筋散风，增强下颌部血液循环。

十二、搓掌浴面

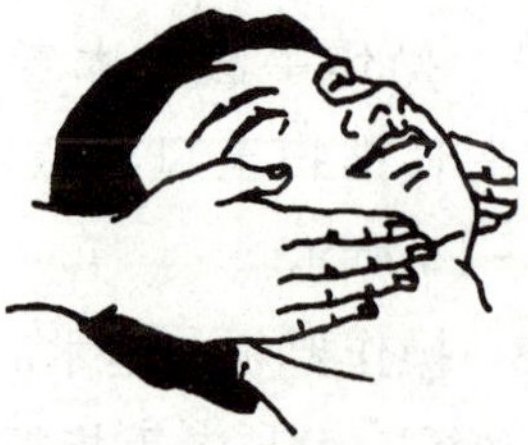
图 4—12 搓掌浴面

1. 体位 受术者仰卧位。

2. 操作手法 术者双手搓热，以双掌轻轻摩面，经过眼、鼻、口等部位，再以双掌由下颌经面颊向上拉抹，反复 3~5 次，如图 4—12 所示。

3. 操作要领 经过眼、鼻、口等部位时，力度要轻。由下颌向上施术时，力度由轻至重。

4. 作用 活络美容，增加面部血液循环。

十三、按五经

1. 体位 受术者仰卧位。

2. 操作手法　术者以双手拇指指腹自印堂穴按至百会穴，自鱼腰穴平行按至后顶与床交界处，自瞳子髎穴平行按至后顶与床交界处，反复2~3次，如图4—13所示。

3. 操作要领　双手要对称用力，均匀一致。按时要缓而有力，由轻至重，使受术者有酸胀的感觉。

4. 作用　调节诸阳经的经气，强身健体，醒脑安神，疏风活络。

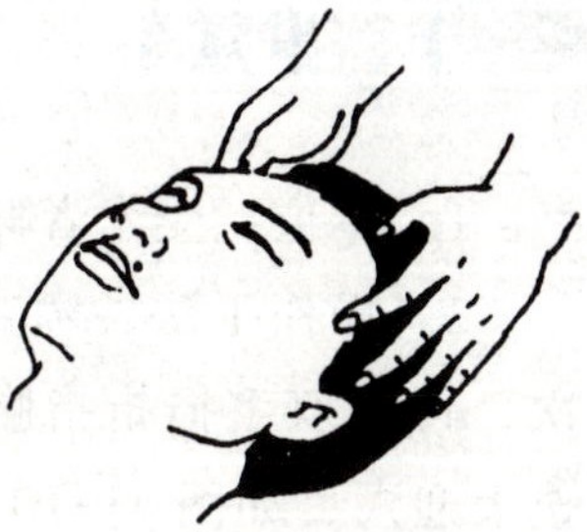

图4—13　按五经

十四、推桥弓

1. 体位　受术者仰卧位，头转向一侧。

2. 操作手法　术者一手扶前额，另一手以食指、中指和无名指指腹，由上向下平推胸锁乳突肌至胸锁关节，反复3~5次，左右分别进行，如图4—14所示。

3. 操作要领　施术时用力不宜重。轻而和缓，不能两侧同时操作。注意低血压及心动过缓者忌用此法。

4. 作用　降压安神，减慢心率。

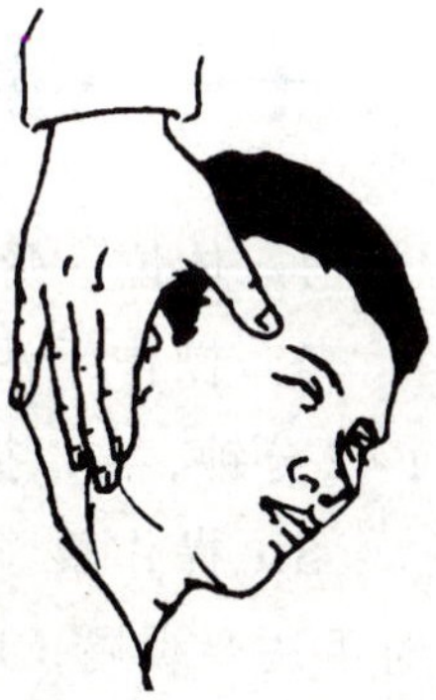

图4—14　推桥弓

十五、扫散少阳

1. 体位　受术者坐位。

2. 操作手法　术者五指分开，自太阳穴、头维穴处向耳后高骨推扫至风池穴，反复3~5次，左右分别进行，如图4—15所示。

3. 操作要领　施术时避免受术者头部晃动。手法要平稳，轻柔和缓，发长者手指插入发中贴皮肤操作。

4. 作用　疏肝利胆，醒脑安神，祛风散寒。

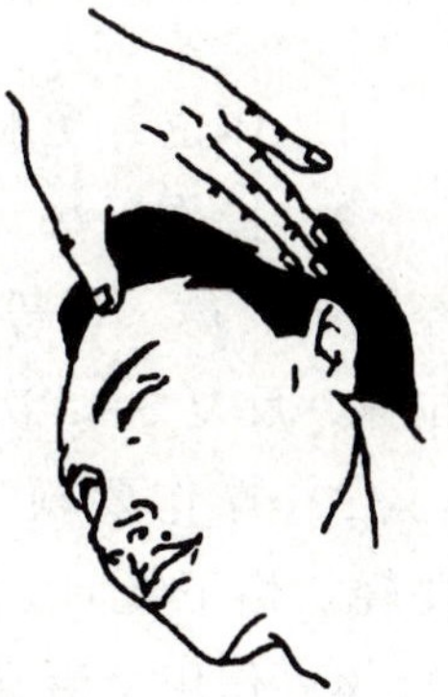

图4—15　扫散少阳

十六、干洗头

1. 体位　受术者坐位。

2. 操作手法　术者五指分开，以双手五指指端在头皮部位进行搓动挠抓如洗头状，反复操作数次，如图 4—16 所示。

3. 操作要领　腕关节要放松，手法要灵活自如，持续作用于头皮，不要损伤毛发。

4. 作用　清头开窍，疏通气血，温通经络，安抚神经。

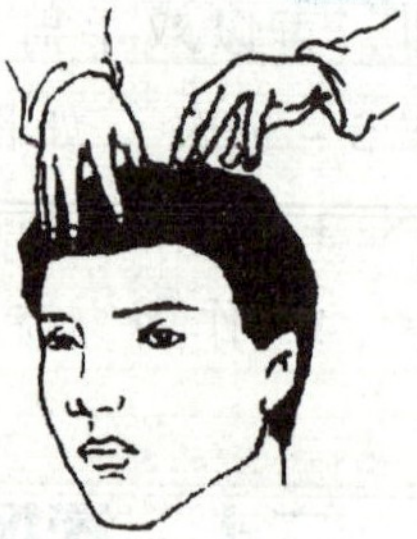
图 4—16　干洗头

十七、推正顶

1. 体位　受术者坐位。

2. 操作手法　术者以拇指指腹自鼻尖的素髎穴沿头正中线经印堂穴、神庭穴、百会穴推至哑门穴，反复 2~3 次，如图 4—17 所示。

3. 操作要领　沿经穴位配合进行点按。

4. 作用　安神宁志，平肝熄风。

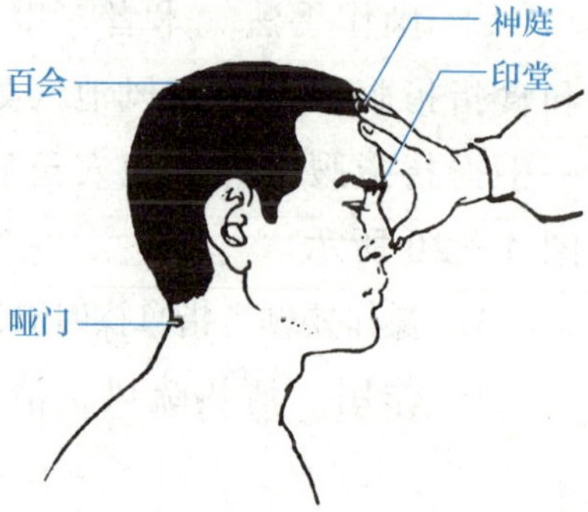

图 4—17　推正顶

十八、点按百会

1. 体位　受术者坐位。

2. 操作手法　术者以拇指指腹长按百会穴，后以拇指腹，自前顶穴经百会穴到后顶穴往返进行推摩，再从一侧络却穴经过百会穴至另一侧络却穴往返进行推摩，各数次，如图 4—18 所示。

3. 操作要领　施术时拇指指腹与受术部位垂直，用力以能耐受为度。

4. 作用　健脑宁神，回阳固脱，补虚益气。

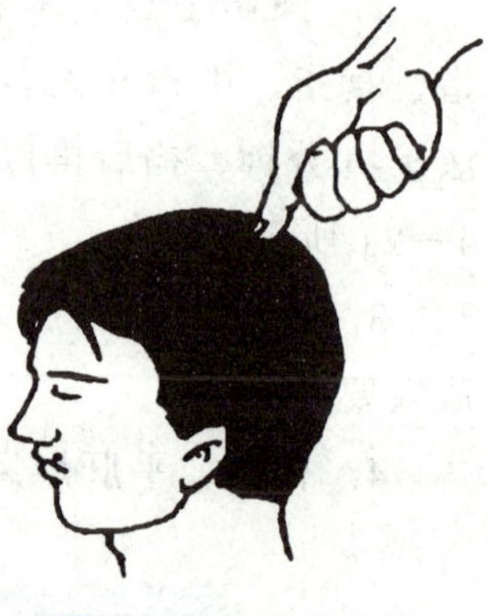
图 4—18　点按百会

十九、揉太阳

1. 体位　受术者仰位或坐位。

2. 操作手法　术者以双手拇指指腹着力于两侧太阳穴，做轻而和缓的揉动，再以双手拇指指腹自头维穴经太阳穴至耳门穴反复推抹 3～5 次，如图 4—19 所示。

3. 操作要领　指揉时宜轻缓、柔和，推抹时稍用些力。

4. 作用　疏风清热，清头明目。

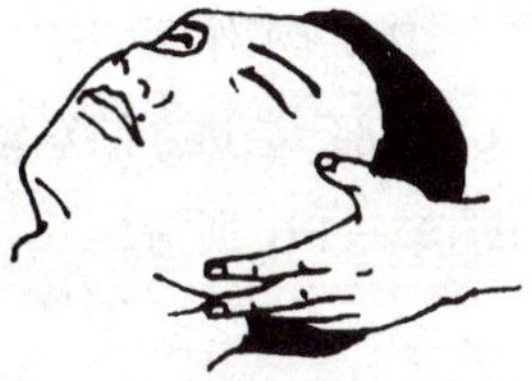

图 4—19　揉太阳

二十、揉风池

1. 体位　受术者坐位。

2. 操作手法　术者一手扶受术者前额，另一手拇指和食指指腹置于两侧风池穴处，拿揉 1～2 分钟，然后用一手拇指指腹推抹风池穴至肩井穴处，反复 3～5次，如图 4—20 所示。

3. 操作要领　指拿揉时微微向上方，使受术者有酸胀感。

4. 作用　清热疏风，清头开窍。

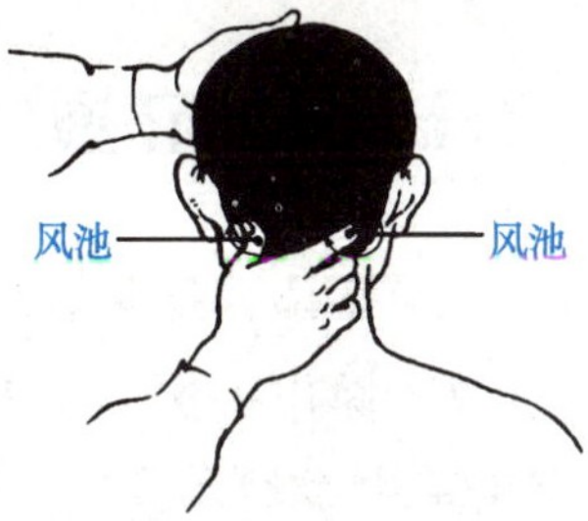

图 4—20　揉风池

二十一、掐四神聪

1. 体位　受术者坐位。

2. 操作手法　术者一手扶受术者前额，另一手拇指、食指、中指和无名指同时着力于四神聪穴，进行掐法 1~3 分钟，掐后再以四指端进行指揉 1~2 分钟，如图 4—21 所示。

3. 操作要领　施术时四指指端与皮肤垂直用力，取穴要准。

4. 作用　平肝熄风，开窍益聪。

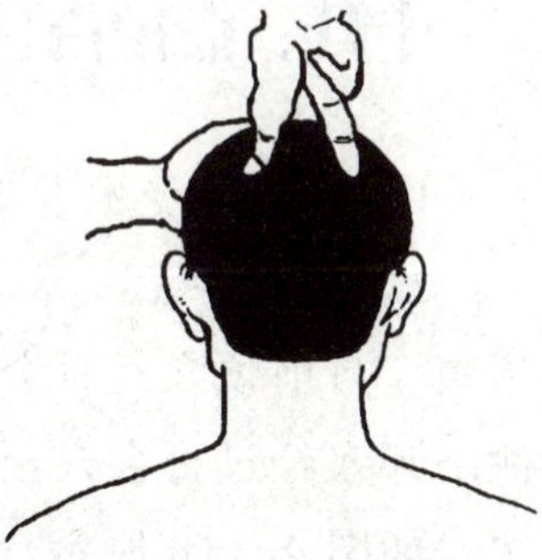

图 4—21　掐四神聪

第三节　保健按摩手法在胸部的应用

一、胸部分推

1. 体位　受术者仰卧位。

2. 操作手法　术者以双掌着力于受术者胸部，双手拇指置于胸正中线，其余四指抱定胸部两侧，沿肋间隙方向自内向外进行分推至两侧腋中线，自上向下分推到鸠尾穴高度上，反复2~3次，如图4—22所示。

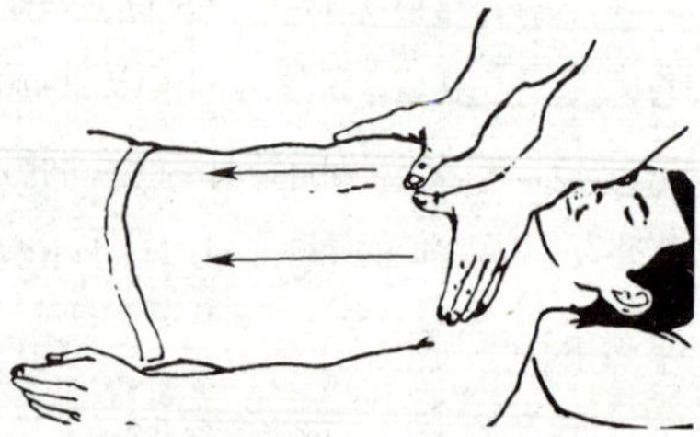

图4—22　胸部分推

3. 操作要领　两手用力对称，均匀一致，轻柔缓慢，使受术者有开胸舒畅的感觉。妇女用此法时宜避开乳房。

4. 作用　开胸顺气，疏肝解郁，宣肺止痛。

二、按中府与云门

1. 体位　受术者仰卧位。

2. 操作手法　术者以双手大鱼际按中府穴和云门穴，长按3~5分钟，如图4—23所示。

3. 操作要领　按压时由轻至重，使受术者上肢有温热感。

4. 作用　通络宣肺，理气降逆。

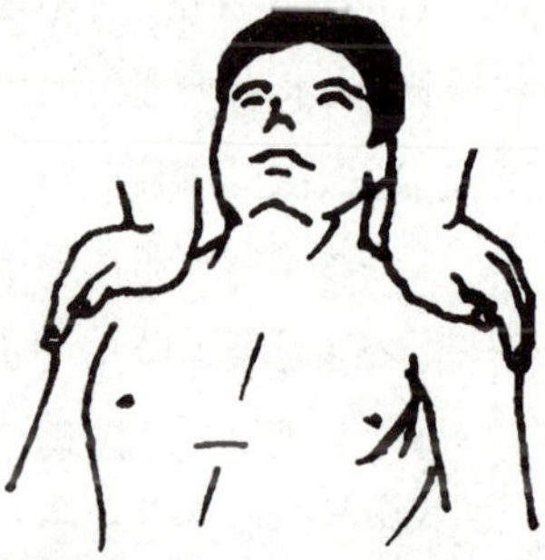

图4—23　按中府与云门

三、按膻中

1. 体位　受术者仰卧位。

2. 操作手法　术者以拇指指腹顺时针摩膻中穴5~8次，再长按膻中穴1~3分钟，如图4—24所示。

3. 操作要领　应迎随呼吸，随呼吸而起伏。施术时悬腕关节，力度轻缓，切忌用力过大。

4. 作用　开胸顺气，宁心安神。

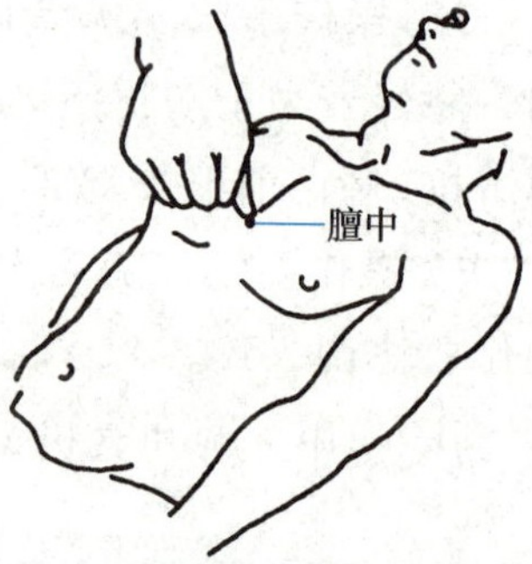

图4—24　按膻中

四、点按胸骨

1. 体位　受术者仰卧位。

2. 操作手法 术者以拇指指腹由璇玑穴点按至鸠尾穴，反复2~3次，再以小鱼际从璇玑穴推至鸠尾穴，反复2~3次，如图4—25所示。

3. 操作要领 点按力度轻缓、柔和，应迎随呼吸，呼气时点按。

4. 作用 理气宽胸。

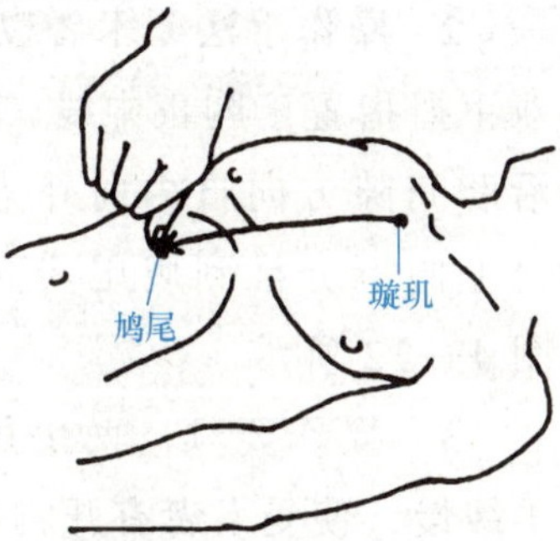

图4—25 点按胸骨

五、宽胸

1. 体位 受术者仰卧位。

2. 操作手法 术者以掌根由渊液穴推摩至大包穴，随受术者呼吸，在呼气时点揉天池穴和食窦穴，反复2~3次，如图4—26所示。

3. 操作要领 随着受术者呼吸，在呼气时进行点揉。用力要均匀，切勿用力过大。

4. 作用 宽胸理气。

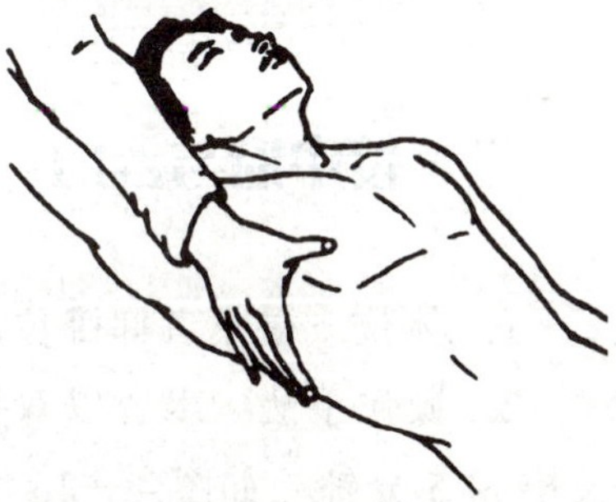
图4—26 宽胸

六、扩胸

1. 体位 受术者坐位，两手抱于头顶后。

2. 操作手法 术者以双手握住受术者两个肘部，用一膝轻着力于陶道穴处，受术者呼吸时，术者将双肘向后拉，膝向前推按胸部，反复2~3次，如图4—27所示。

3. 操作要领 随受术者呼吸，在呼气时进行施术。动作要协调一致。

4. 作用 调和气机，宽胸通络。

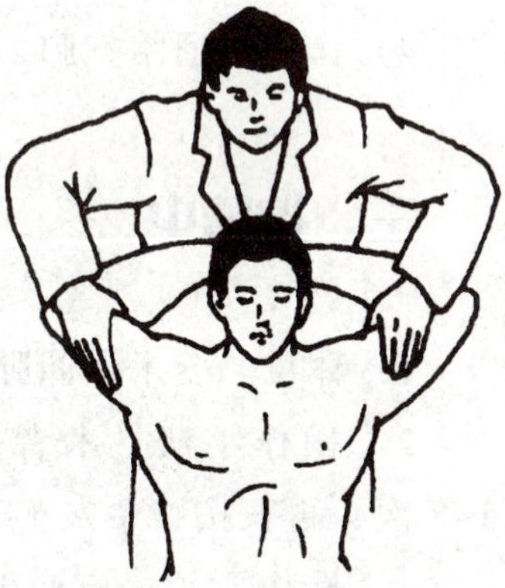
图4—27 扩胸

第四节 保健按摩手法在腹部的应用

一、腹部横摩

1. 体位 受术者仰卧位。

2. 操作手法　术者以一手或两手四指并置于一侧的腹哀穴、章门穴处，经关门穴、太乙穴到对侧的腹哀穴、章门穴处止；一手或两手四指并置于一侧的大横、腹结穴处，经天枢穴、外陵穴到对侧的大横穴、腹结穴处止；术者以一手或两手四指并置于一侧的五枢穴、府舍穴处，经水道、气穴、关元穴到对侧的五枢穴、府舍穴处止，往返进行摩法数次，如图 4—28 所示。

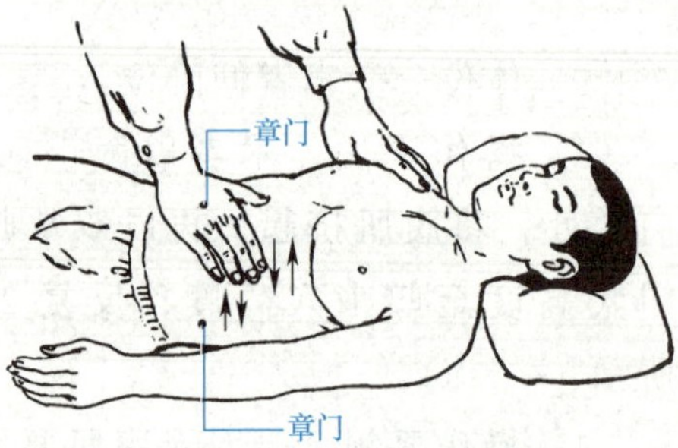

图 4—28　腹部横摩

3. 操作要领　施术时手法要顺滑稳健，富有节律，腹部两侧穴位处用力稍重，腹中部宜轻缓，下腹部用力较上腹部轻，便秘者左下腹部宜重摩。

4. 作用　补脾阳，助运化，调中和胃，益元振阳。

二、腹部斜摩

1. 体位　受术者仰卧位。

2. 操作手法　术者以一手掌自一侧腹哀穴斜摩到另一侧归来穴处，反复 3~5 次，左右分别进行，如图 4—29 所示。

3. 操作要领　施术时用力要均匀、平稳、缓和。

4. 作用　温运脾阳，和胃理肠。

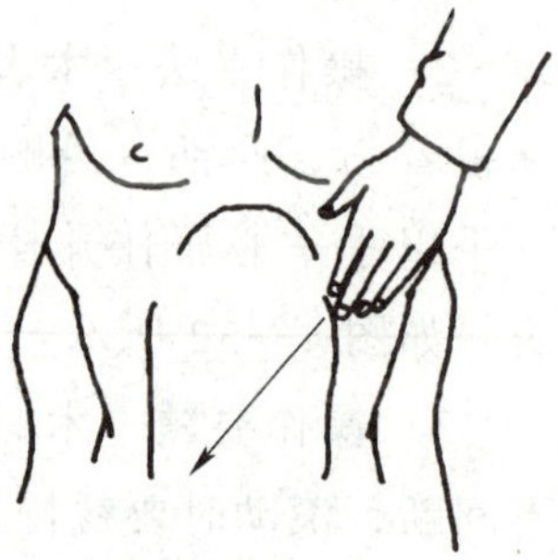
图 4—29　腹部斜摩

三、脐周团摩

1. 体位　受术者仰卧位。

2. 操作手法　术者以掌心着力于神阙穴处，以神阙穴为中心，沿顺时针、逆时针方向各旋转团摩 10 次以上，如图 4—30 所示。

3. 操作要领　施术时手法要缓慢、平稳、柔和，切忌大力度操作。本法常用于小儿，多在睡时进行。

4. 作用　调中健脾，和胃降逆。

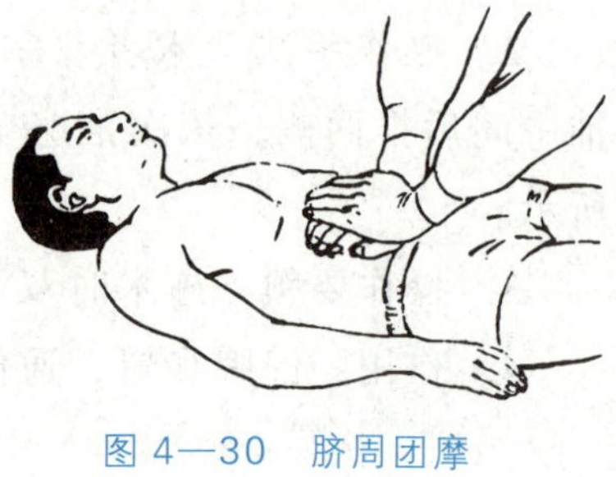
图 4—30　脐周团摩

四、腹肌提拿

1．体位　受术者仰卧位。

2．操作手法　术者以两手四指置于腹部两侧章门穴处，将腹肌挤起，再以双掌归拢提拿腹肌，自章门穴高度至归来穴高度，反复2~3次，如图4—31所示。

3．操作要领　受术者腹肌要放松，双手用力要均匀一致、连贯且有节律，使受术者有酸胀感。

4．作用　调中和胃，补肾纳气。

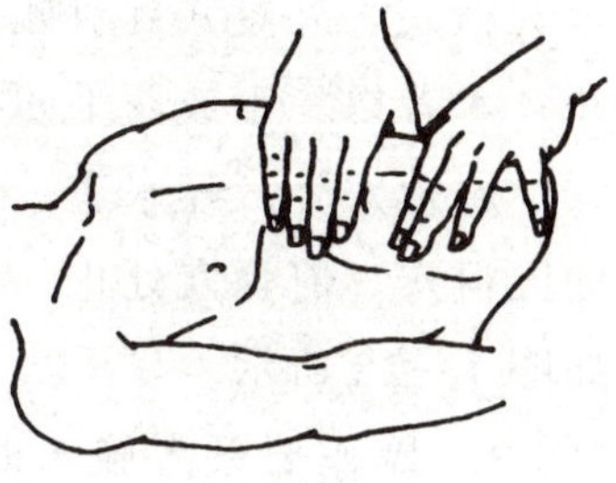

图4—31　腹肌提拿

五、狮子滚绣球

1．体位　受术者仰卧位。

2．操作手法　术者以一手握空拳，以小鱼际及掌根着力于腹部，沿顺时针、逆时针方向滚揉，另一手以手掌心压住并揉动握空拳之手，反复滚揉全腹，如图4—32所示。

3．操作要领　术时动作要协调、灵活，连贯而不间断，滚动时要缓慢而有节律。

4．作用　调和气血，通经活络，调中和胃。

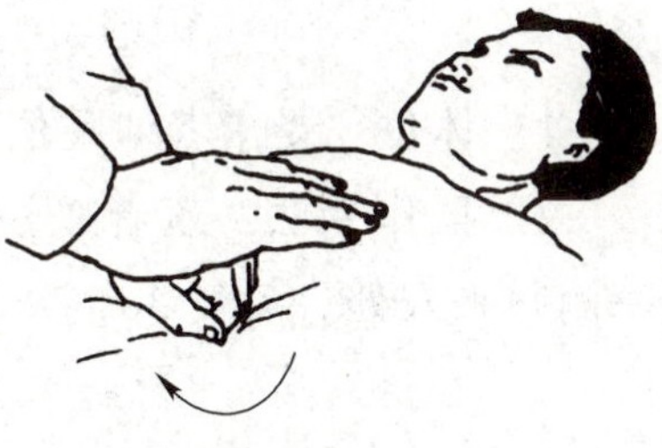

图4—32　狮子滚绣球

六、推全腹

1．体位　受术者仰卧位。

2．操作手法　术者双掌重叠，自上腹部推至下腹部，先推中间后推两侧，依次推遍全腹部，反复2~3次，如图4—33所示。

3．操作要领　施术时双掌用力要一致、缓慢、柔和。

4．作用　健脾和胃，通便导滞，壮肾补腰。

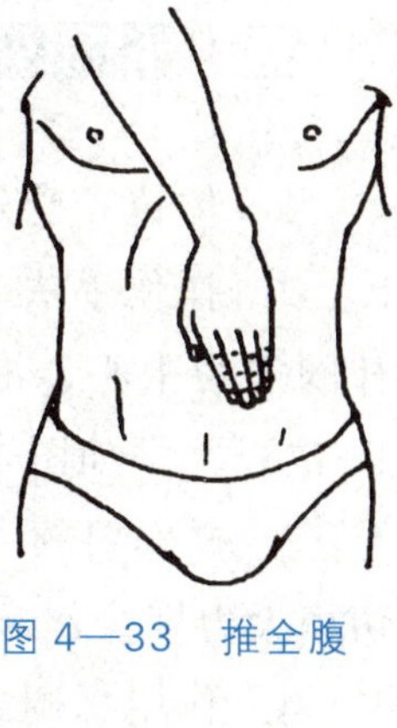

图4—33　推全腹

七、点按气冲

1. 体位　受术者仰卧位。

2. 操作手法　术者以双手大鱼际长按气冲穴 2~3 分钟，如图 4—34 所示。

3. 操作要领　长按时用力应由轻至重再至轻，使受术者下肢有放射性温热感。

4. 作用　行气活血，温通经脉。

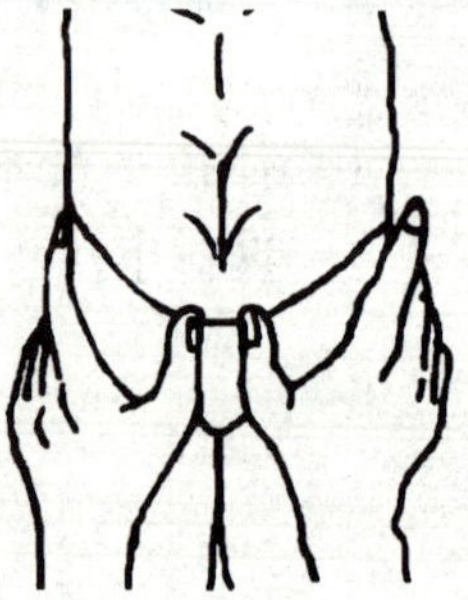

图 4—34　点按气冲

第五节　保健按摩手法在下肢前侧的应用

一、拿下肢内外侧

1. 体位　受术者仰卧位。

2. 操作手法　术者以两掌掌心置于下肢部内外侧，自上而下，由大腿至踝部进行提拿，反复 2~3 次，如图 4—35 所示。

3. 操作要领　提拿时用力要由轻至重，以受术者能耐受为度，使受术者有舒适轻松的感觉。避免抓、掐、拧、抠受术者腿部，提拿手法应有节律。

4. 作用　疏通经络，活血化瘀。

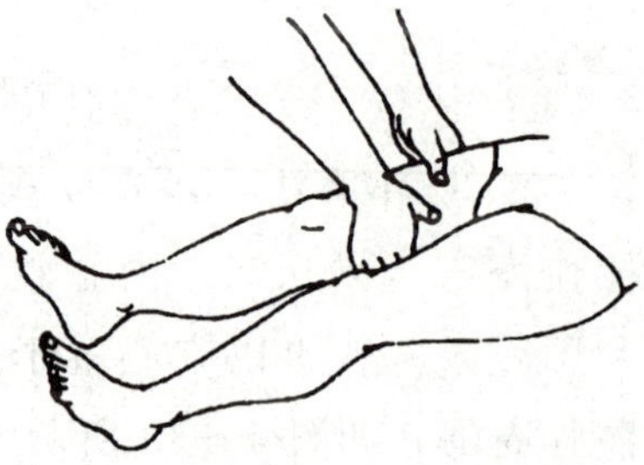

图 4—35　拿下肢内外侧

二、按揉下肢前侧诸穴

1. 体位　受术者仰卧位。

2. 操作手法　术者以双手拇指对按髀关穴、足三里穴、三阴交穴和悬钟穴，长按 2~3 分钟，如图 4—36 所示。

3. 操作要领　施术时受术者有酸胀感。

4. 作用　活血化瘀。

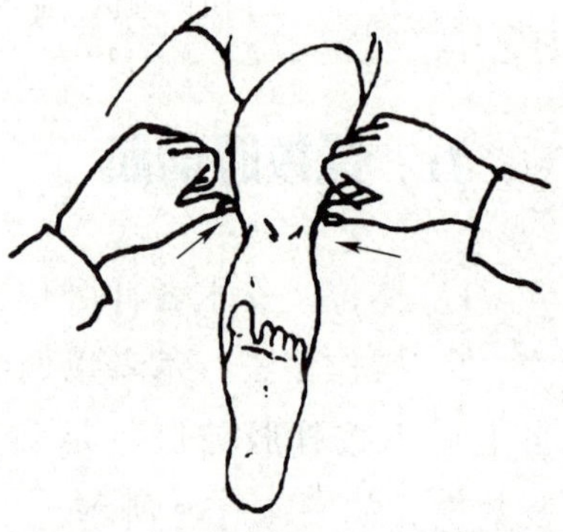

图 4—36　按揉下肢前侧诸穴

三、直推下肢

1．体位　受术者仰卧位。

2．操作手法　术者以一手掌自大腿直推至踝部，反复2~3次，如图4—37所示。

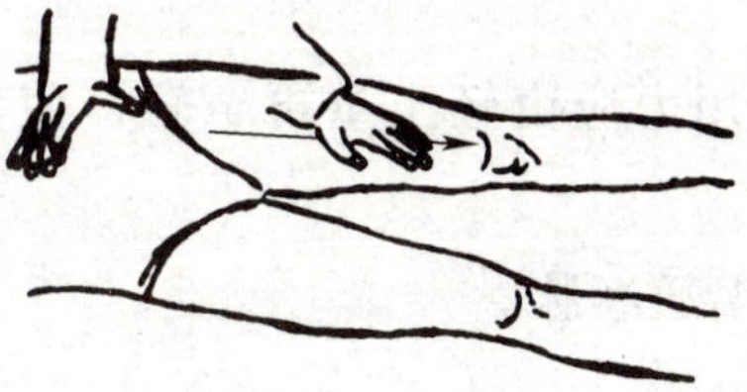

图4—37　直推下肢

3．操作要领　施术时外侧用力要大于内侧。推时用力要均匀、沉稳，不可忽快忽慢。

4．作用　理气活血，疏通经络。

四、按揉膝周

1．体位　受术者仰卧位。

2．操作手法　术者以双手拇指指腹和食指指腹按揉血海穴、梁丘穴、内膝眼穴、外膝眼穴、阴陵泉穴和阳陵泉穴，再以掌心置于髌骨上以掌根和五指按揉髌骨周围，如图4—38所示。

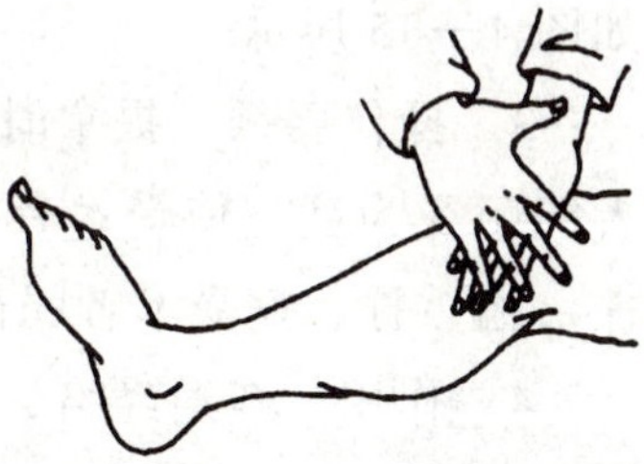

图4—38　按揉膝周

3．操作要领　施术时手法要柔和、缓慢，具有连贯性。

4．作用　调和阴阳，温经散寒，消肿止痛，滑利关节。

五、揉拨胫前肌

1．体位　受术者仰卧位。

2．操作手法　术者以两手拇指置于阳陵泉穴处，自上向下按揉胫前肌（足阳明胃经）至解溪处，反复数次，如图4—39所示。

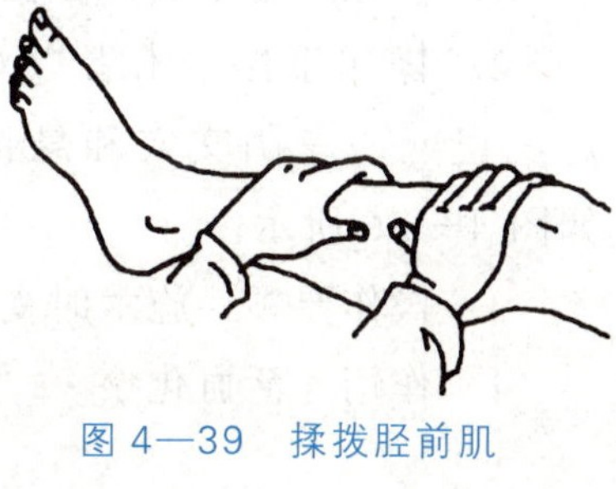

图4—39　揉拨胫前肌

3．操作要领　施术时用力要由轻至重，以受术者能耐受为度，拨动时要轻巧灵活，注意保护皮肤。

4．作用　疏理肌筋，解痉止痛，调和气血，健脾和胃。

六、屈膝摇髋

1．体位　受术者仰卧位。

2．操作手法　术者一手握受术者踝部，另一手扶膝部，使下肢尽量屈曲，膝关节靠近胸部，并下压膝关节，然后沿顺时针、逆时针方向环形旋转摇动下肢，反复操作 3~5 次，如图 4—40 所示。

3．操作要领　下压到腹部动作要缓慢，逐渐增加弯曲度。手法要灵活，动作要连贯、协调，摇动幅度应在生理范围内。

4．作用　行气通络，屈伸腰腿。

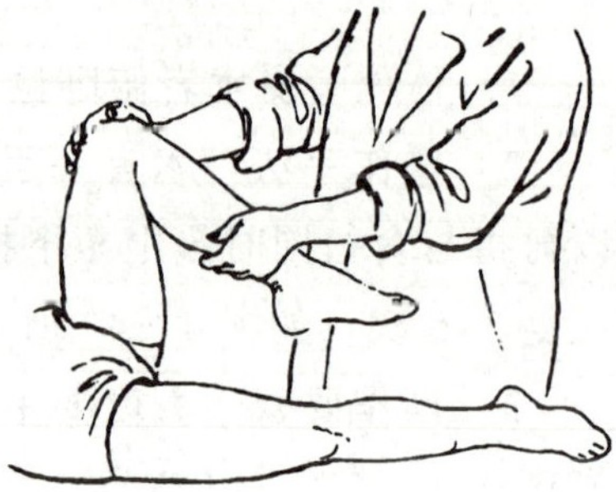

图 4—40　屈膝摇髋

七、下肢拍打

1．体位　受术者仰卧位。

2．操作手法　术者以双手虚掌拍打下肢前侧，持续 1~3 分钟，如图 4—41 所示。

3．操作要领　腕关节放松，拍打时用力均匀和缓，手法灵活而有弹性，双手交替进行。

4．作用　舒筋通络，散风祛邪，疏松筋脉，解痉止痛，消除疲劳。

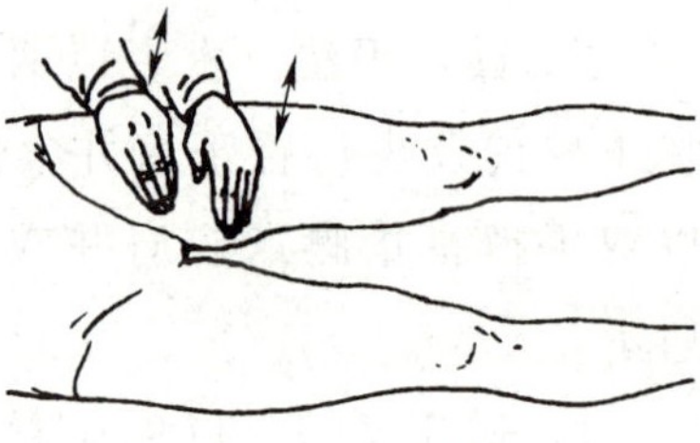

图 4—41　下肢拍打

八、抖动下肢

1．体位　受术者仰卧位。

2．操作手法　术者以双手握住受术者双足尖，向左右方向相对抖动下肢 1~3 分钟，如图 4—42 所示。

3．操作要领　抖动时下肢肌肉要放松。抖动幅度要小（2~3 厘米），频率要快（150 次 / 分）。

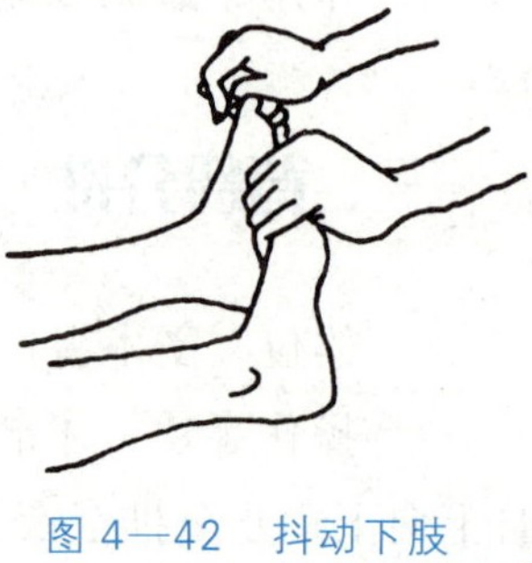

图 4—42　抖动下肢

4. 作用　调和气血，理顺筋脉，放松肌肉，消除疲劳。

第六节　保健按摩手法在腰背部的应用

一、拿捏颈肌

1. 体位　受术者俯卧位。

2. 操作手法　术者一手扶受术者头部，另一手以拇指与食指同时自上至下捏拿整个颈部两侧肌肉，反复 3~5 次，如图 4—43 所示。

3. 操作要领　力度要平稳、轻柔，使受术者有温热感。

4. 作用　调和气血，舒缓颈部肌肉紧张。

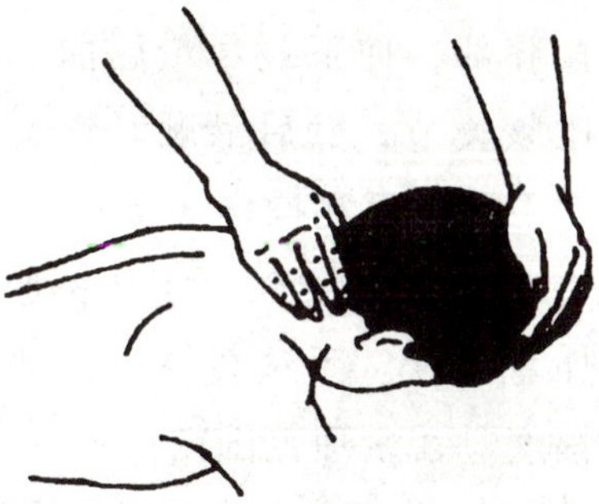

图 4—43　拿捏颈肌

二、拿肩井

1. 体位　受术者俯卧位。

2. 操作手法　术者以两手拇指置于肩后，四指置于肩前及虎口置于肩井穴处，着力向上提拿，后以双手拇指指腹点按肩井穴 2~3 分钟，如图 4—44 所示。

3. 操作要领　以虎口着力于受术部位。提拿时用力由小到大，以能耐受为度。手法要缓慢有节律，用劲要灵活。

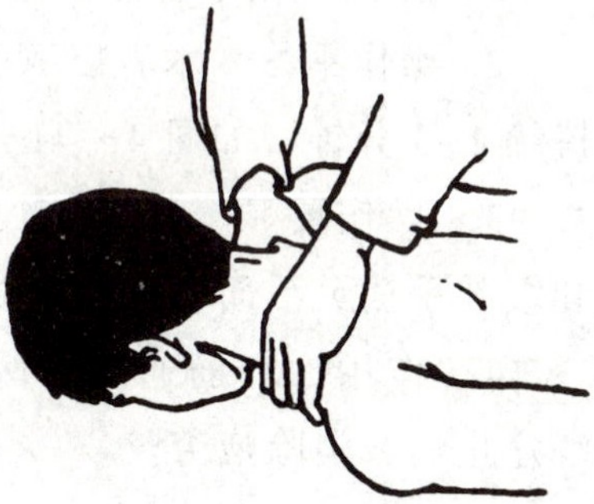

图 4—44　拿肩井

4. 作用　通调气血，通经活络，解痉止痛，消除疲劳。

三、背部分推

1. 体位　受术者俯卧位。

2. 操作手法　术者以双掌自背正中线，由内向外，沿肋间隙分推至腋中线，自上向下逐步分推至命门穴高度，反复 2~3 次，如图 4—45 所示。

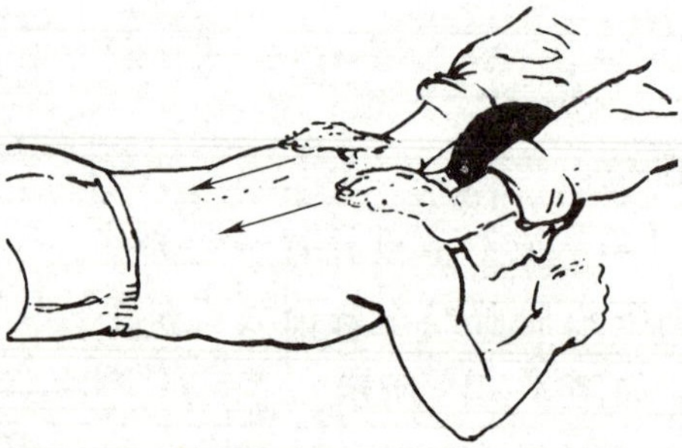

图 4—45　背部分推

3. 操作要领　术时应自由呼吸，手法要均匀、平稳、着实，背部中间用力重于两侧，不要停顿，使受术者背部有微热感。

4. 作用　祛风清眩，解表退热。

四、掌推肩胛

1. 体位　受术者俯卧位。

2. 操作手法　术者以一手放肩前，并向后扳肩部，另一手掌尺侧部自肩中俞穴起，沿肩胛骨内缘向外下方推至腋中线，反复 2~3 次，如图 4—46 所示。

3. 操作要领　肩胛上部用力较下部要重。手法宜缓慢、深沉。

4. 作用　平喘止咳，益气补虚。

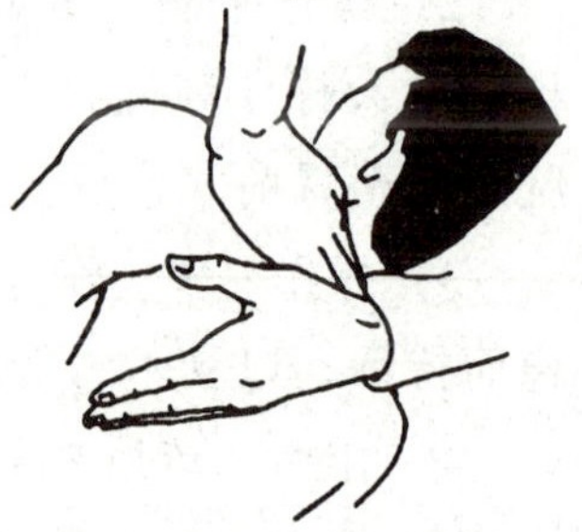

图 4—46　掌推肩胛

五、双滚肩背

1. 体位　受术者俯卧位。

2. 操作手法　术者双手手握空拳，拇指伸直，以小鱼际及拳背尺侧着力于整个肩背部，连续滚动 2~3 分钟，如图 4—47 所示。

3. 操作要领　用力要均匀，手法要灵活、自如，不可忽快忽慢。不可跳跃，不推不按，边滚边移。

4. 作用　通经活络，疏松肌筋，调和气血。

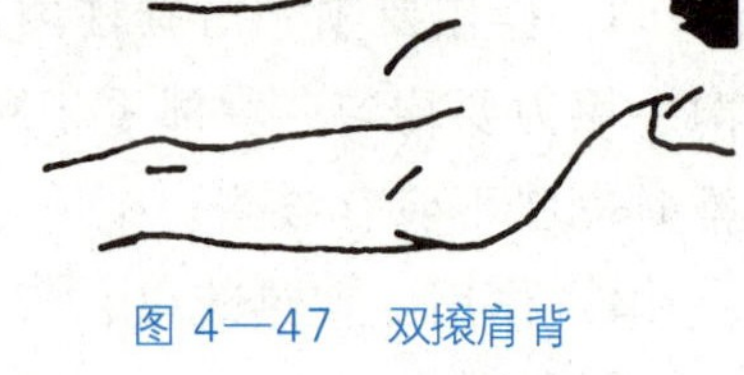

图 4—47　双滚肩背

六、按揉膀胱经

1. 体位　受术者俯卧位。

2. 操作手法　术者以单掌或双掌重叠置于背部膀胱经，自大杼穴高度向下沿膀胱经至肾俞穴，进行掌揉，持续 3~5 分钟，如图 4—48 所示。

3. 操作要领　术时着力稍重些，速度宜缓慢。受术者背腰部肌肉要放松，自由呼吸。施术时局部有沉重、舒适感。

4. 作用　疏通经络，健脾益肾。

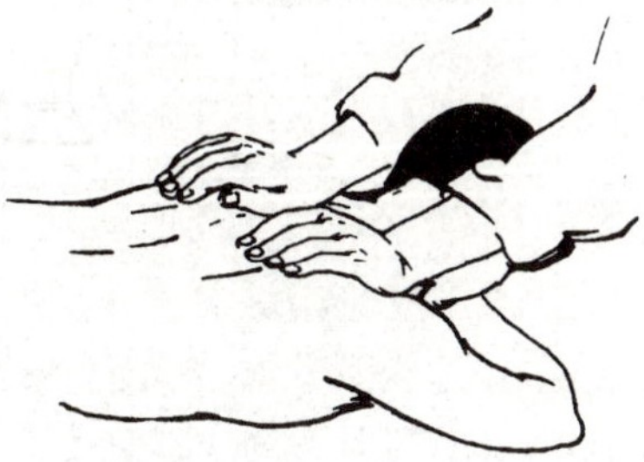

图 4—48　按揉膀胱经

七、点按膀胱经

1. 体位　受术者俯卧位。

2. 操作手法　术者双手拇指伸直，以双手拇指指腹自大杼穴高度自上向下逐个点按脊柱两旁的膀胱经穴至胃俞穴，反复 1~3 次，如图 4—49 所示。

3. 操作要领　施术时用力由轻至重，垂直用力，稳而持续，以受术者能耐受为度。

4. 作用　疏风祛邪，疏通经络，调节脏腑功能。

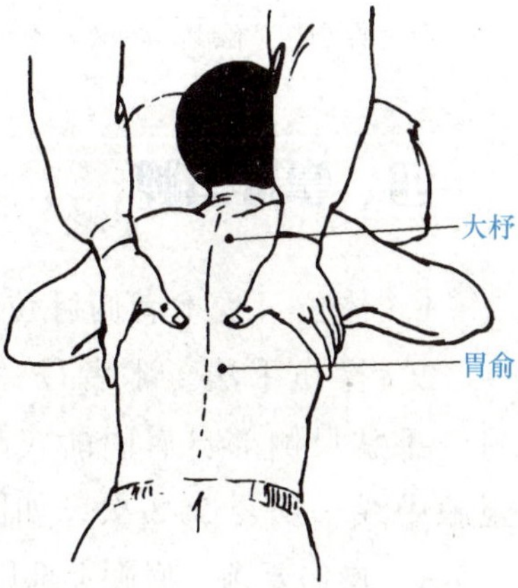

图 4—49　点按膀胱经

八、背部直推

1. 体位　受术者俯卧位

2. 操作手法　术者以两手指掌置于大杼穴的高度，沿脊柱两侧自上向下直推到大肠俞穴止，反复数次，如图 4—50 所示。

3. 操作要领　沿脊柱两侧直线推移到大肠俞穴，两手用力要均匀，背部重于腰部，以皮肤微红为度。推时皮肤不应有皱褶。

4. 作用　宣热疏风，行气通络。

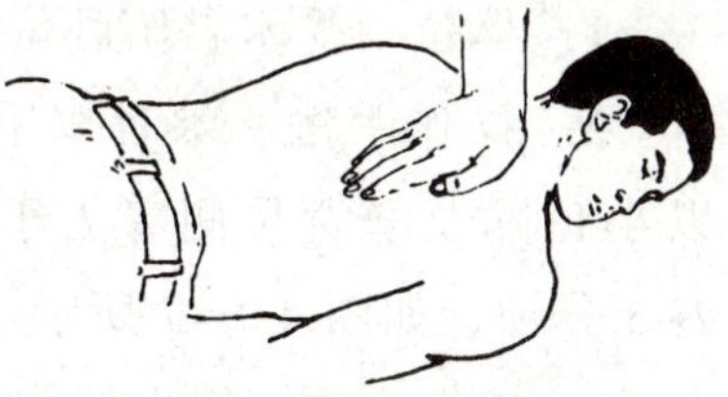

图 4—50　背部直推

九、按脊中

1. 体位　受术者俯卧位。

2. 操作手法　术者以拇指指腹置于大椎穴进行点按，并向下逐个棘突间隙点按至腰阳关穴，每个穴位点按 3~5 次，如图 4—51 所示。

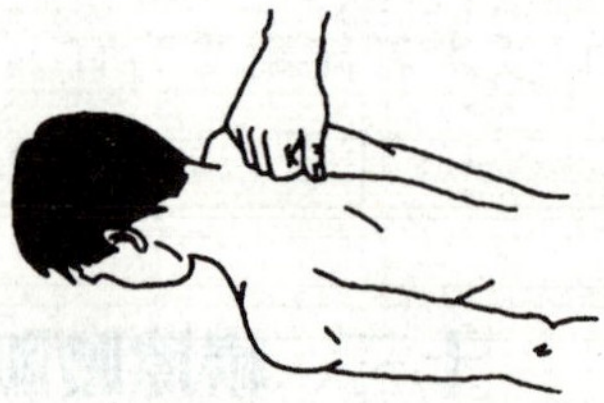

图 4—51　按脊中

3. 操作要领　手法应稳重，与受术部位垂直用力。点按背部用力大于腰部，要在呼气时点按。

4. 作用　疏风散邪，调补肾气。

十、拿揉腰肌

1. 体位　受术者俯卧位。

2. 操作手法　术者以双手拇指与四指相对，着力于腰部两侧肌肉进行拿揉，反复拿揉 2~3 次，如图 4—52 所示。

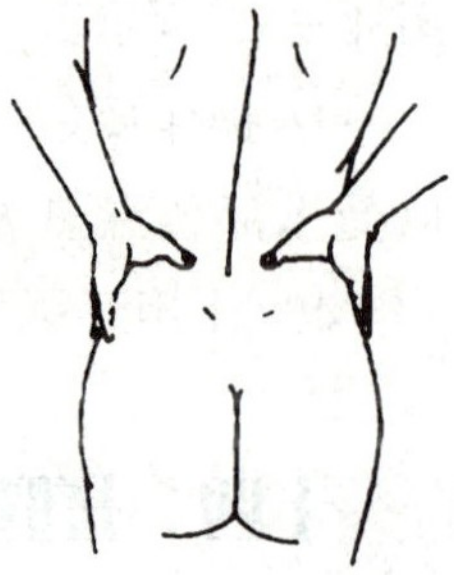

图 4—52　拿揉腰肌

3. 操作要领　手法要连贯而有节律，拇指与余指用力应对称。避免抓、掐、拧、抠等动作，以免损伤皮肤。

4. 作用　活血化瘀，温补肾气，消除疲劳，增加肌力。

十一、温肾补气

1. 体位　受术者俯卧位。

2. 操作手法　术者双手搓热，双掌掌心同时置于两侧肾俞穴，进行快速振颤手法 1 分钟，如图 4—53 所示。

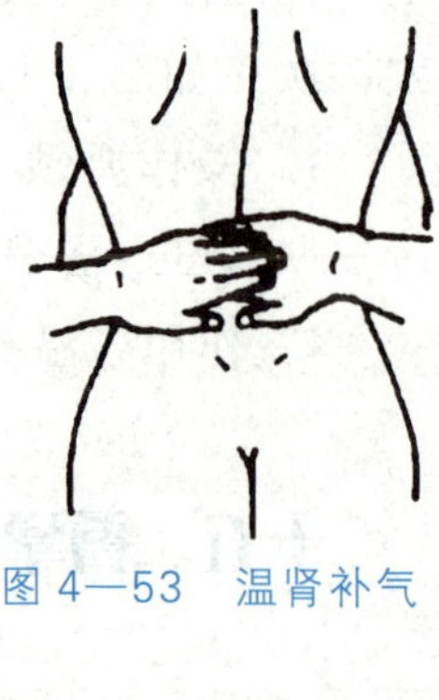

图 4—53　温肾补气

3. 操作要领　施术时掌心要对准肾俞穴，手要紧贴皮肤。动作要连贯，幅度要小，频率要高。

4. 作用　理顺气血，温肾壮腰，大补元气。

十二、双龙点肾

1. 体位　受术者俯卧位。

2. 操作手法　术者两手拇指伸直，以指端置于两侧肾俞穴，同时着力对点，方向略向内上方，连续戳点 3 次为宜，如图 4—54 所示。

3. 操作要领　术时双手同时均匀着力，戳点对合，施术时点按方向微微向上。手法由浅入深，不要用力过大，以受术者能耐受为宜。

4. 作用　强腰壮肾，温补肾气，壮阳健骨。

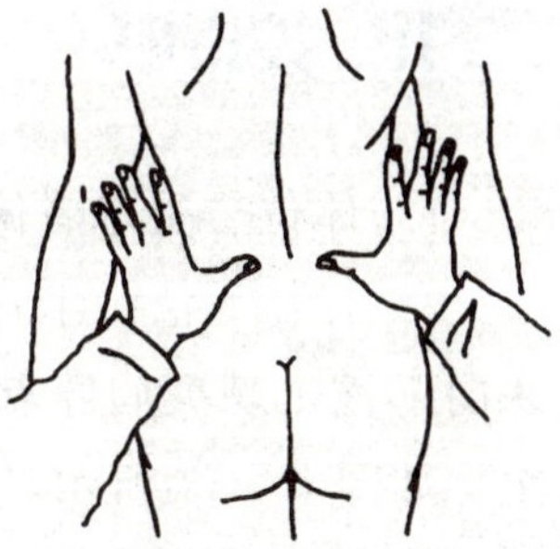

图 4—54　双龙点肾

十三、横擦腰骶

1. 体位　受术者俯卧位。

2. 操作手法　术者以一手掌置于腰骶一侧，经肾俞穴、命门穴、八髎穴横向进行擦法，反复操作数次，如图 4—55 所示。

3. 操作要领　动作要稳，用力要均匀适中，频率要快，以受术部位温热为度。

4. 作用　强腰补肾，祛瘀止痛。

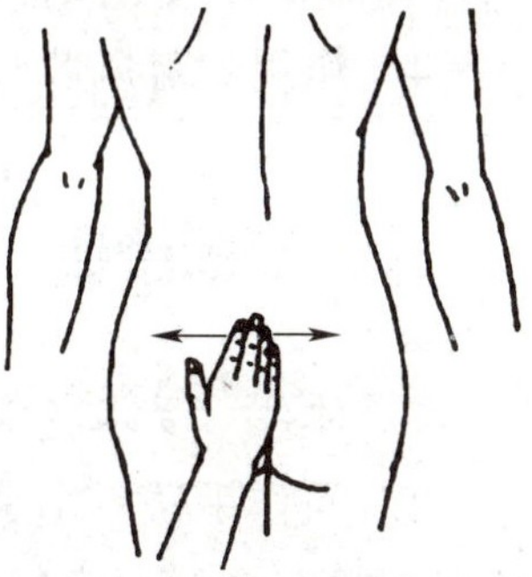

图 4—55　横擦腰骶

十四、搓髎点强

1. 体位　受术者俯卧位。

2. 操作手法　术者以一手手掌着力于一侧八髎穴，上下往返搓擦，反复数次，左右分别进行后，再点按长强穴一次，如图 4—56 所示。

3. 操作要领　施术时频率要快，刚中有柔，以受术者皮肤微红、温热为度。

4. 作用　温补元气，疏通经络，祛风散寒，清利下焦。

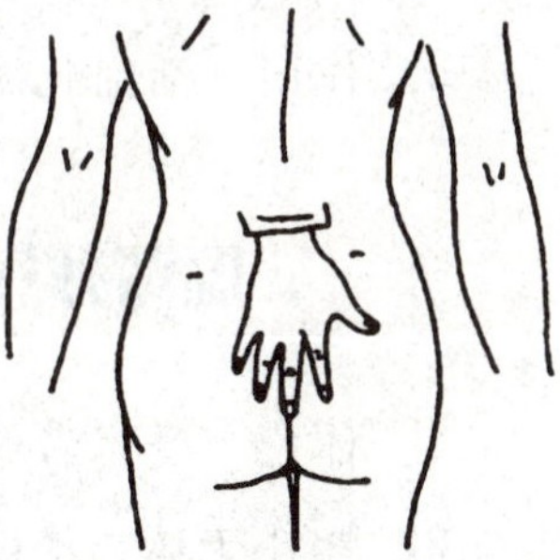

图 4—56　搓髎点强

十五、叠掌按腰

1. 体位　受术者俯卧位。

2. 操作手法　术者双手掌重叠置于腰部，以命门穴为中心，向下有节律地按压 3~5 分钟，如图 4—57 所示。

3. 操作要领　按压时要用巧劲，以受术者能耐受为度，不可施用暴力，在受术者呼气时进行。

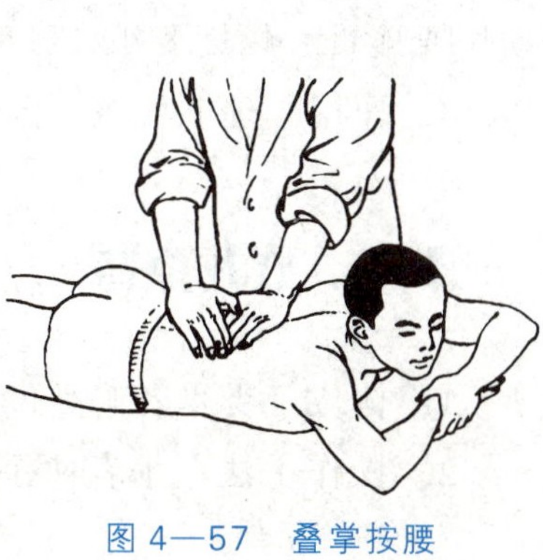

图 4—57　叠掌按腰

4. 作用　调整筋骨，补肾壮腰。

十六、揉大椎与阳关

1. 体位　受术者俯卧位。

2. 操作手法　术者以一手拇指指腹揉大椎穴、阳关穴各1~3分钟，再以掌心团摩大椎穴、阳关穴各1~3分钟，如图4—58所示。

3. 操作要领　施术时手法要平稳，团摩手法缓慢、有力，指揉手法局部产生酸胀感，揉大椎穴用力重于揉阳关穴。

4. 作用　疏风散寒，温补脾肾。

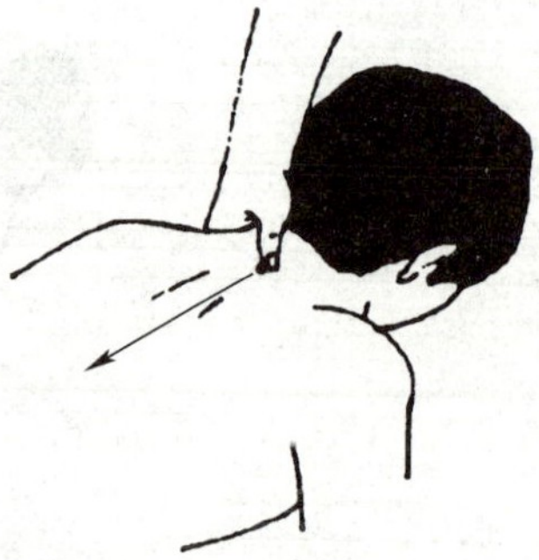

图4—58　揉大椎与阳关

十七、按压环跳

1. 体位　受术者俯卧位。

2. 操作手法　术者以拇指或肘尖点按环跳穴，由浅入深，长按3~5分钟，如图4—59所示。

3. 操作要领　施术时用力均匀，对按时两侧用力相等，使受术者有酸胀感。

4. 作用　壮腰健腿。

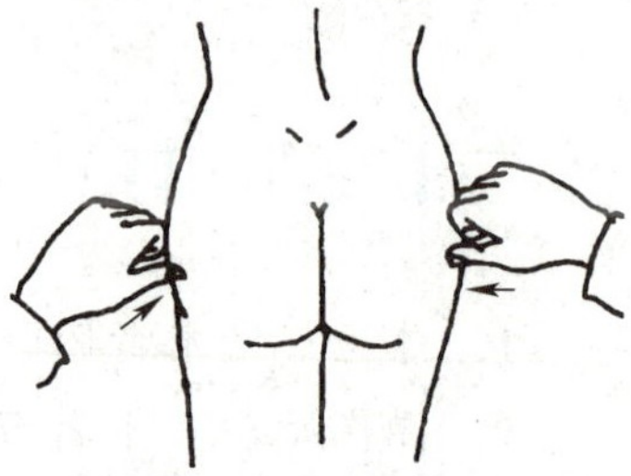

图4—59　按压环跳

十八、腰骶拳揉

1. 体位　受术者俯卧位。

2. 操作手法　术者以双手握空拳，沿骶髂关节方向一上一下拳顶按揉腰骶部2~3分钟，如图4—60所示。

3. 操作要领　受术者体壮用实拳，体弱用空拳。

4. 作用　强腰健腿。

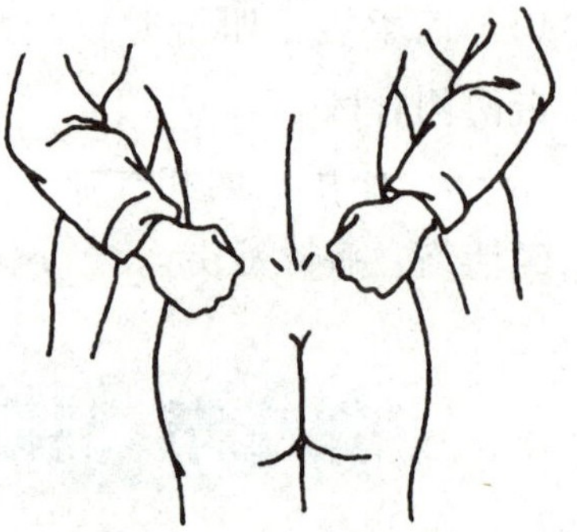

图4—60　腰骶拳揉

十九、顺藤摸瓜

1. 体位　受术者俯卧位。

2. 操作手法　术者以一手扶受术者肩部，另一手全掌自肩部经膀胱经推至足跟部，并用力握足跟部，左右侧分别进行各 1~2 次，如图 4—61 所示。

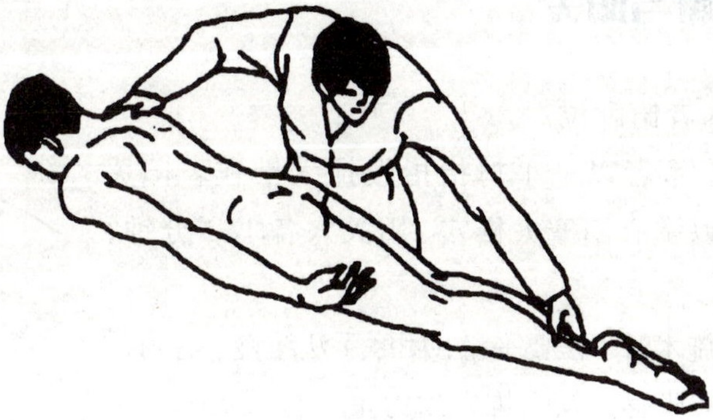

图 4—61　顺藤摸瓜

3. 操作要领　施术时不宜搓、擦，旋转用力要平稳有力。避免斜行和跳跃。

4. 作用　调和营卫，疏散风邪，疏通经络，消除疲劳。

二十、吉庆有余

1. 体位　受术者俯卧位。

2. 操作手法　术者双手握空拳，交替在背腰部有节律地叩击 2~3 分钟，如图 4—62 所示。

3. 操作要领　动作要轻巧灵活，而富有弹性，均匀而柔缓，叩击时以受术者能耐受为度，不宜叩击两侧肾区。

4. 作用　调和气血，开导放松，行气止痛，通经活络，解除疲劳。

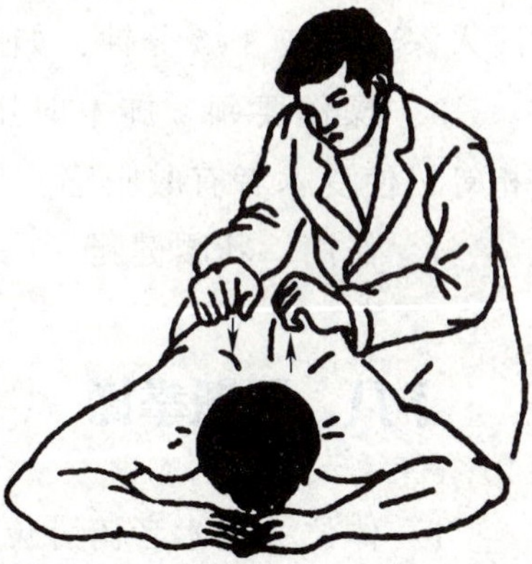

图 4—62　吉庆有余

第七节　保健按摩手法在下肢后侧的应用

一、拿揉后下肢

1. 体位　受术者俯卧位。

2. 操作手法　术者以拇指置股上方外侧余四指置内侧相对成钳形，自上至下到昆仑穴反复拿揉下肢后侧肌肉 2~3 次，如图 4—63 所示。

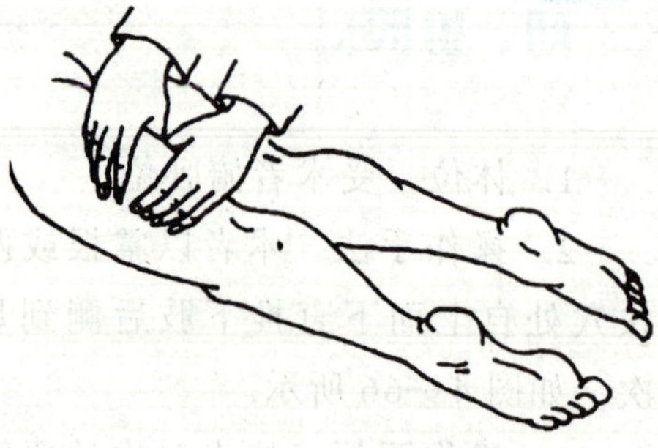

图 4—63　拿揉后下肢

3. 操作要领　拇指与四指尽可能张开，拿揉时全掌着皮肤，做缓慢而有节律的移动，避免抓、掐腿部，大腿部用力要重于小腿部。

4. 作用　疏通经络，宣通气血，强健腰膝。

二、拳顶合揉

1. 体位　受术者俯卧位。

2. 操作手法　术者双手握空拳，以双拳四指第一节指骨背面（拳顶）置于腿的内外侧，自上而下，两拳顶相对旋转揉动，边揉边移到昆仑穴处，反复 1~2 次，如图 4—64 所示。

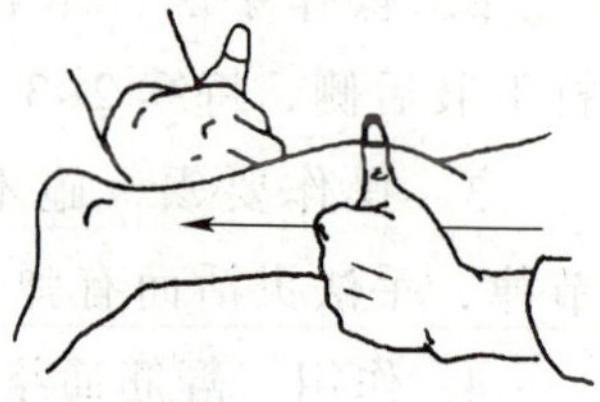

图 4—64　拳顶合揉

3. 操作要领　边揉边向下移动，身体虚弱者用空拳顶揉数次后双拳相互顶住，停顿一下，使受术者腿部有温热感。

4. 作用　疏通经络，活血化淤，疏风散寒，补肾壮腰，解痉止痛。

三、点按后下肢

1. 体位　受术者俯卧位。

2. 操作手法　术者以双手拇指指腹分别点按承扶穴、委中穴、承山穴和昆仑穴，长按 1~3 分钟，如图 4—65 所示。

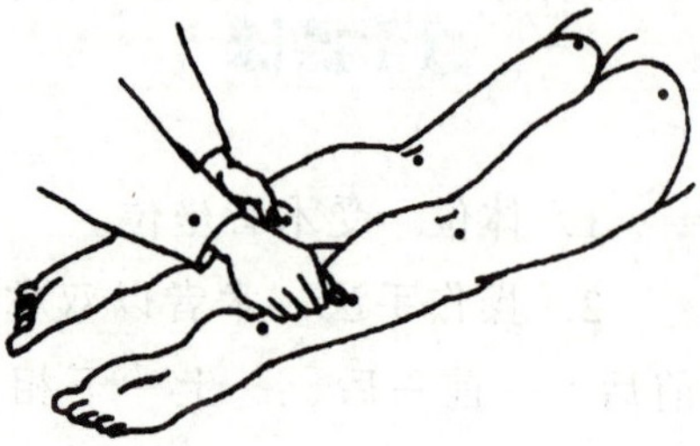

图 4—65　点按后下肢

3. 操作要领　点按时由浅入深，持久，有力度，使受术者腿部有酸、麻、胀的感觉。

4. 作用　舒经活络，调整筋骨，活血化瘀。

四、推股后

1. 体位　受术者俯卧位。

2. 操作手法　术者以掌根或两手拇指对置于承扶穴处自上而下直推下肢后侧到足跟部，反复3~5次，如图4—66所示。

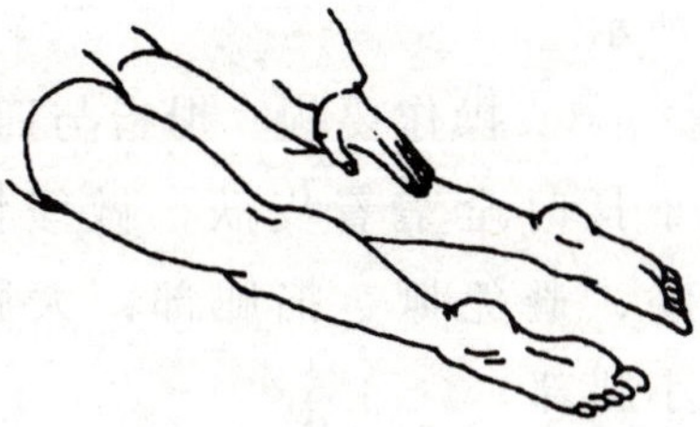
图4—66　推股后

3. 操作要领　施术时推动要缓慢有力，用力要均匀，穴位处可配合点按。

4. 作用　疏通气血，强健腰腿，缓解疲劳。

五、拍打后下肢

1. 体位　受术者俯卧位。

2. 操作手法　术者以双手虚掌有节奏地拍打下肢后侧，持续2~3分钟，如图4—67所示。

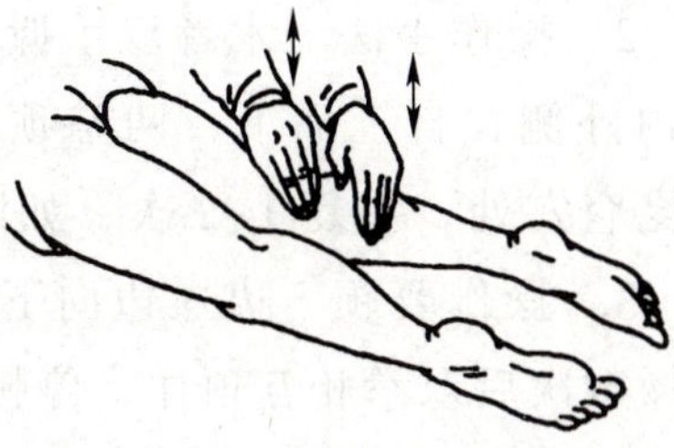
图4—67　拍打后下肢

3. 操作要领　施术时力度要均匀，和缓有节律，手法灵活而有弹性。

4. 作用　舒筋通络，散风祛邪，疏松筋脉，解痉止痛，消除疲劳。

第八节　保健按摩手法在上肢部的应用

一、双手揉球

1. 体位　受术者坐位。

2. 操作手法　术者以双掌掌心合置于受术者肩关节前后，一前一后、一上一下相对旋转揉动，如球在手中揉动。然后以大鱼际揉三角肌部位，再以双手小鱼际置于肩窝前后，施力挤合而结束手法，对按肩部穴位，如图4—68所示。

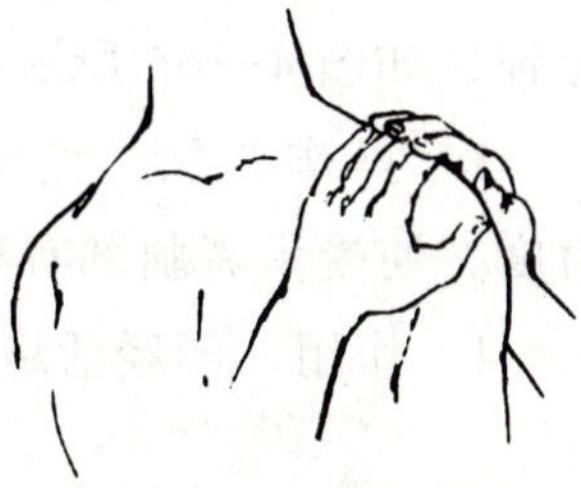
图4—68　双手揉球

3. 操作要领　施术手法着力均匀，动作协调，应缓慢有力，不可摩擦皮肤。

4. 作用　温经散寒，滑利关节，活血化瘀。

二、双手搓臂

1. 体位　受术者坐位。

2. 操作手法　术者以双掌挟持受术者一侧上臂的近端，做与臂垂直方向的，两手相对搓动，边搓边移至腕部，反复操作 2~3 次，如图 4—69 所示。

3. 操作要领　施术时腕关节放松，用力均匀、适度，动作要轻快，灵活自如，移动要慢。

4. 作用　疏散风寒，理顺肌筋，消除疲劳，缓解上肢疲劳。

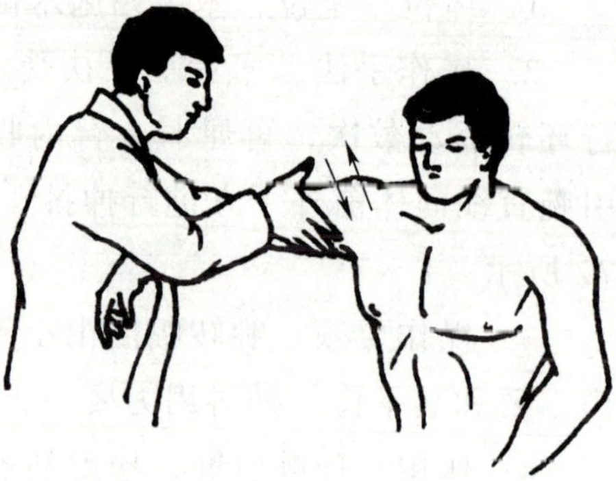

图 4—69　双手搓臂

三、搓劳宫

1. 体位　受术者坐位。

2. 操作手法　术者以两手拇指指腹搓受术者手部劳宫穴，反复数次后，再以双手拇指指端点按腕部大陵穴，持续 1~3 分钟，如图 4—70 所示。

3. 操作要领　施术时两手拇指轮流搓动，力度不要过重。

4. 作用　宁神安心。

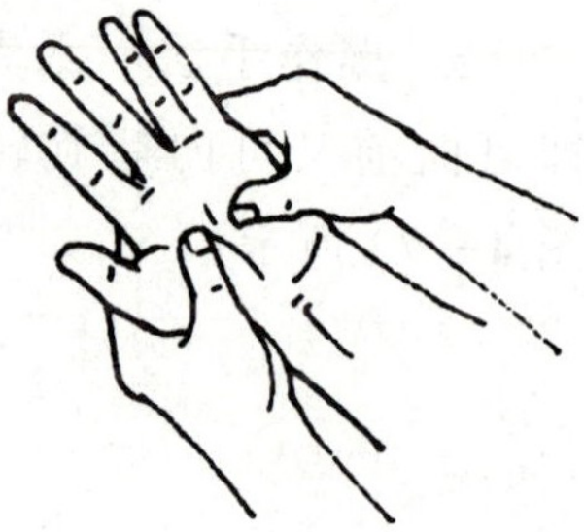

图 4—70　搓劳宫

四、捋抖十指

1. 体位　受术者坐位。

2. 操作手法　术者以拇指指腹与食指桡侧或指腹夹持受术指，自指根捋抖到指端，自拇指到小指依次进行捋抖，如图 4—71 所示。

3. 操作要领　捋要疾速，抖以寸劲，手法要灵活，连贯，

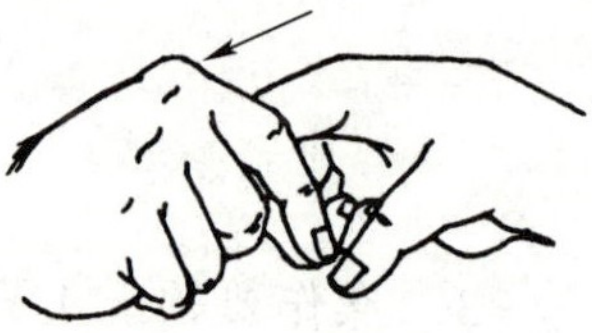

图 4—71　捋抖十指

自如，并发出清脆的响声。此法为保健按摩的配合手法，一般不单独使用。

4. 作用　温通经络，活血化瘀，通利关节，顺利肌筋。

五、摇臂抻抖

1. 体位　坐位，术者站施术侧体后外方。

2. 操作手法　术者一手扶受术者肩部，另一手托握其腕部，稍用力牵引，进行环转摇动数次，再屈肘上臂内收，并在胸前以寸劲引腕直线向体前外下方进行抻抖，反复数次，如图 4—72 所示。

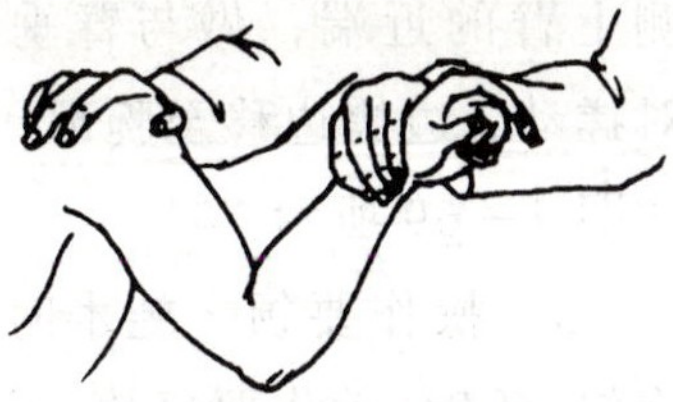

图 4—72　摇臂抻抖

3. 操作要领　旋转幅度由小到大在正常生理范围内，要和缓平稳，抻抖用力要巧，不可暴力抻扯。

4. 作用　理顺肌筋，松解粘连，滑利关节。

六、大鹏展翅

1. 体位　受术者坐位。

2. 操作手法　术者以两手握其肘部托扶两上臂，同时导引双臂上举旋转，即可向前又可向后旋转，每旋转一周前臂在胸前交叉一次，反复操作数次，如图 4—73 所示。

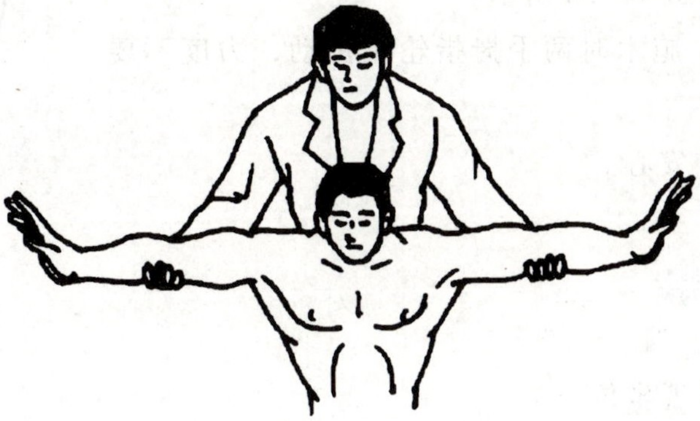

图 4—73　大鹏展翅

3. 操作要领　上臂放松，伸直，不可主动配合旋转。旋转由慢到快，幅度由小到大。

4. 作用　滑利关节，活血化瘀，开胸顺气，疏通经络。

思考·练习

1. 推桥弓的操作要领是什么?
2. 简述按膻中的操作手法及操作要领。
3. 简述屈膝摇髋的操作手法。
4. 简述掌推肩胛的体位、操作手法、操作要领及作用。
5. 简述双手揉球的操作手法及操作要领。

第五章　常见伤病康复按摩

学习目标：

1. 了解各种不适症状的病因及表现。
2. 利用保健按摩手法缓解身体不适及亚健康状态。

本章所指常见伤病包括胸胁迸伤、肩关节周围炎、落枕、颈肩痛、腰腿痛、失眠、头痛、神经衰弱、便秘、感冒、糖尿病、痛经、鼻窦炎、腹泻、高血压。针对其病因及表现详细讲述按摩手法。

第一节 胸胁迸伤

一、病因及表现

胸胁迸伤是由于外伤或不正确的姿势，使胸部关节软组织损伤，造成胸部呼吸受限制，俗称“岔气”。

伤后胸部出现胸闷、气短和胸胁部疼痛，疼痛范围大、不固定。深呼吸时疼痛加重，局部可能出现肿胀，如肋椎关节半脱位，可触及压痛点。

二、按摩手法

1. 术者以一手拇指指腹依次点按章门、期门、膻中、大包、日月、中府诸穴，如图 5—1 所示。

2. 以掌根自上至下直推膀胱经，由轻至重，推 3 ~ 5 遍。

3. 以掌根沿肋间推摩胁肋部及疼痛部位，由后向前，并点按内关穴 1 ~ 2 分钟，如图 5—2 所示。

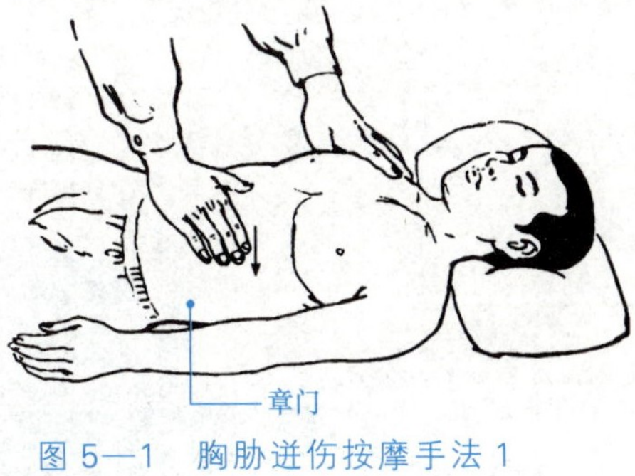

图 5—1 胸胁迸伤按摩手法 1

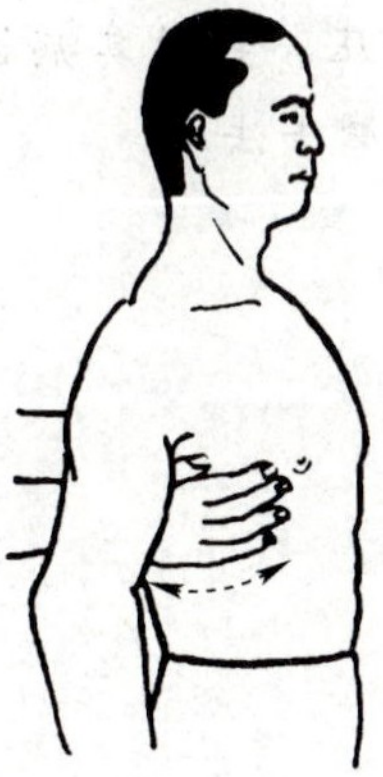

图 5—2 胸胁迸伤按摩手法 2

复位手法：

1. 术者双手握其伤侧上臂，吸气时向上提拉上臂，呼气时放回，反复数次。

2. 掌击法：术者以一前臂自前向后，置于患侧腋下，患侧臂靠于术者体侧，上抬其肩部，嘱受术者深呼吸，待其吸满呼气时，术者以掌在患处叩击，重复操作 1~2 次。

3. 摇肩法：术者一手扶肩，另一手握腕，进行环转摇动，受术者吸气时向上摇臂，呼气时向下摇臂，反复数次。

第二节　肩关节周围炎

一、病因及表现

肩关节周围炎又称“肩周炎”“五十肩”或“冻结肩”等，多发生于50岁左右。中医认为是由于年老肝肾亏损、气血不足、风寒湿邪、睡卧露肩、筋脉拘挛所致。

中老年组织退化，早期肩周微酸痛；中期肩关节运动障碍，上举不便；后期关节僵直，肩部肌肉萎缩，关节周围发生粘连，活动受到限制。

二、按摩手法

1. 受术者坐位，术者一手握受术者腕部，另一手拿揉颈、肩及上肢部，以受术者微热为度。

2. 术者以一手拇指指腹依次点按抬肩穴、肩髃穴、肩髎穴、天宗穴。

3. 术者一手压住受术者肩部，另一手握住腕部，以肩部为支点，慢慢将上肢抬起。

4. 半蹲抱肩抬臂：术者半蹲位，患肢前臂放于术者肩上。术者双手抱于患侧肩上为支点，逐步站起到最大限度，以增大外展角度或前屈角度。

5. 双手揉球，使肩部有微热和轻松感，如图5—3所示。

6. 握腕摇肩，术者一手扶于受术者肩上，另一手托握其腕部，稍用力牵引，进行环转摇动数次，逐渐增大摇动幅度，如图5—4所示。

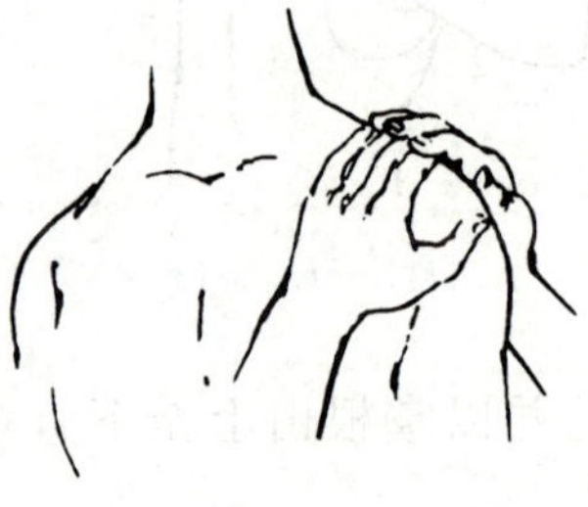

图5—3　肩关节周围炎按摩手法1

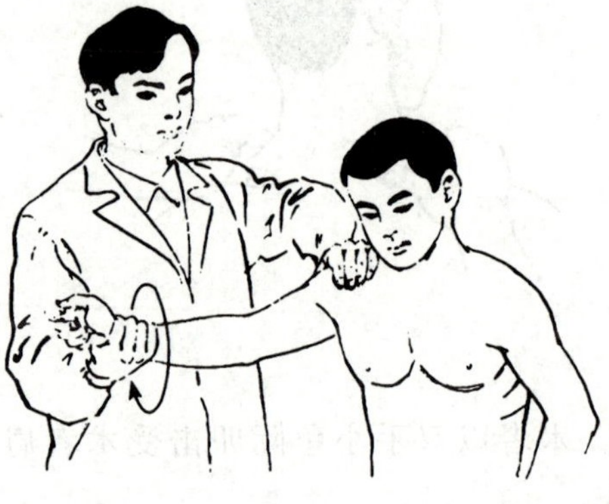

图5—4　肩关节周围炎按摩手法2

第三节 落 枕

一、病因及表现

由于睡眠时头颈姿势不良，枕头高低不合适，使肌肉处于过度紧张的状态，造成颈部肌肉痉挛，俗称“落枕”。

中医认为风寒外邪侵入人体，使颈背部气血凝滞。表现为头颈僵直，颈肩部一侧肌肉僵硬，使头部不能转动。

二、按摩手法

1. 术者以一手拿揉患侧颈肩部，由上至下使颈肩部肌肉放松，以受术者皮肤微热为度，如图 5—5 所示。

2. 术者以一手拇指指腹依次点按落枕穴、肩井穴、天宗穴、悬钟穴、合谷穴、大椎穴和阿是穴。点按穴位的同时，嘱患者左右转动头部。

3. 术者一手托受术者下颌，另一手扶枕骨，微微向上牵引颈部，并缓缓地左右摇动头部，如图 5—6 所示。

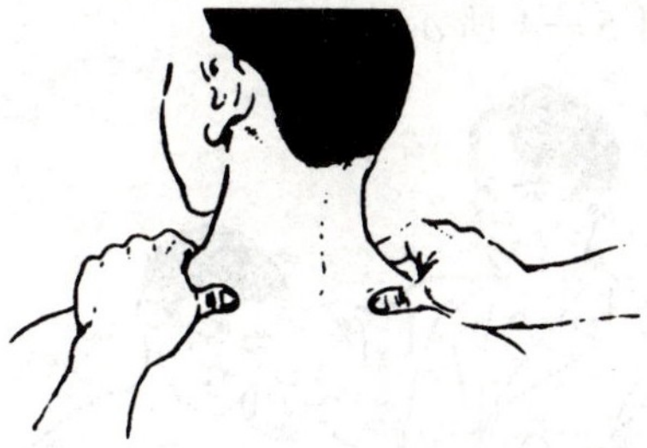
图 5—5 落枕按摩手法 1

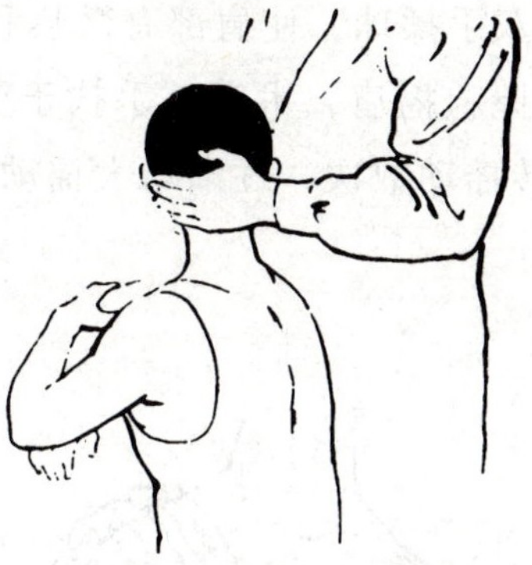
图 5—6 落枕按摩手法 2

4. 术者以双手小鱼际叩击受术者肩部肌肉，并以掌根由上至下直推背部，反复数次。

第四节 颈 肩 痛

一、病因及表现

颈肩痛多因颈部劳损、颈椎骨质增生、颈项韧带病变、颈椎间盘退化等，压迫颈部神经根或颈部主要血管所致。中医认为，经久劳损，营卫失和，气血不足，湿痰壅阻经络。表现为颈部疼痛，并伴有头痛、耳鸣等症。

二、按摩手法

1. 术者以一手拿捏受术者颈肌，由上至下，反复数次，如图 5—7 所示。

2. 术者以一手大鱼际按揉患侧颈部、背部及肩胛部，持续 3~5 分钟。

3. 术者以一手拇指指腹依次点按风池、天鼎、缺盆、肩外俞、肩井、极泉、曲池、阿是诸穴，如图 5—8 所示。

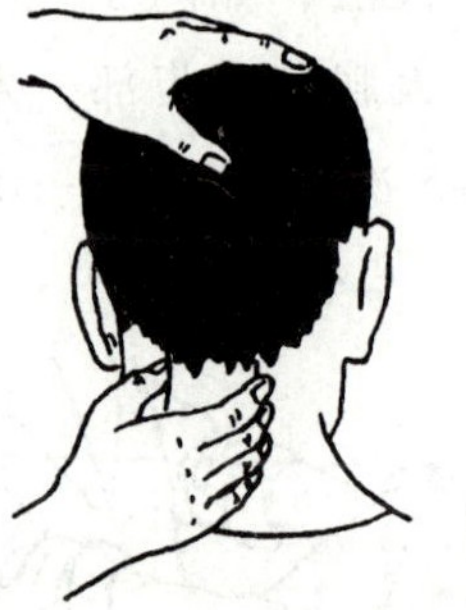

图 5—7 颈肩痛按摩手法 1

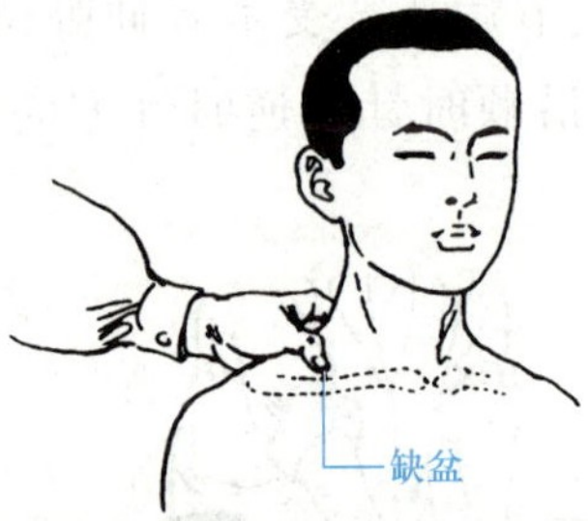

图 5—8 颈肩痛按摩手法 2

4. 术者以双手拇指指腹置于风池穴，双手其余四指托住受术者下颌，微微地向上牵引，停顿数秒，并左右转动头部，注意不可用力过猛。

5. 术者以一手在颈部、背部、肩部进行擦法，反复数次。

第五节 腰 腿 痛

一、病因及表现

腰腿痛为多发病，可分为脊柱型和非脊柱型。脊柱型有第三腰椎横突综合征、椎间盘突出症、腰椎骶化、腰肌劳损和腰背筋膜劳损、骶髂关节损伤等；非脊柱型有泌尿系统的肿瘤与炎症、妇科病症、脊髓与神经的病变等。

中医认为，风、寒、湿等外邪侵入人体，肾气不足，跌打损伤，都能导致腰部血脉瘀滞，造成腰腿疼痛。

二、按摩手法

1. 术者以双手擦受术者膀胱经，自上至下，反复3~5次。

2. 术者以一手拇指指腹依次点按肾俞、环跳、委中、承山、昆仑、阳陵泉和阿是等穴位。

3. 术者以双手掌按揉背腰部，并在反应点进行拨法，如图5—9所示。

4. 腰骶关节病变，受术者仰卧位，屈膝屈髋，大腿贴近腹部，术者一手扶膝，另一手握足，沿顺时针、逆时针方向摇动，反复3~5次，如图5—10所示。

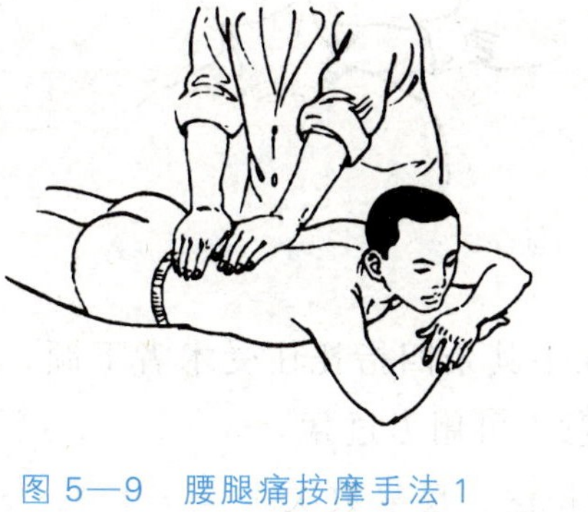

图5—9 腰腿痛按摩手法1

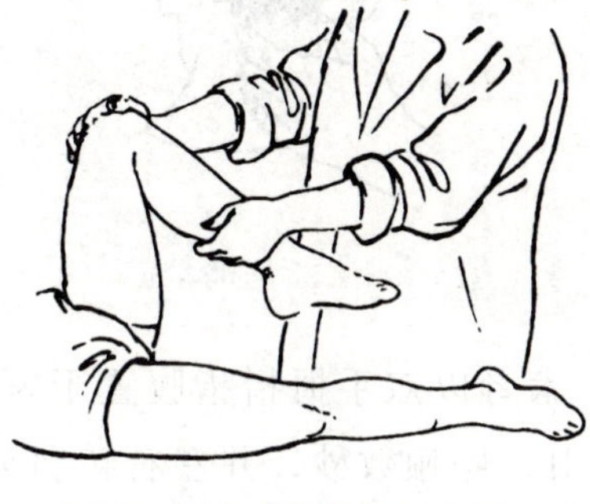

图5—10 腰腿痛按摩手法2

5. 腰椎间盘突出者，应采用牵引法按摩，同时采用扳法。

第六节　失　眠

一、病因及表现

失眠的表现是夜不入睡，睡后易醒，醒后难睡，甚至整夜不能睡眠，并伴有记忆力减退、多梦、头痛等症。中医认为失眠的原因很多，如心脾两虚、阴虚火旺、胃气不和、肝郁化火、心肾不交、痰热内扰等。

二、按摩手法

1. 术者以拇指指腹依次按揉神庭穴、印堂穴、神门穴、内关穴各 1 分钟，再以双手指腹按揉失眠点 3~5 分钟，如图 5—11 所示。

2. 心脾两虚需加按揉心俞穴、脾俞穴、足三里穴和血海穴。

3. 阴虚火旺需加按揉气海穴、关元穴和三阴交穴。

4. 胃气不和需加按揉胃俞穴、脾俞穴和中脘穴、梁门穴。可酌情配合捏脊。

5. 肝郁化火需加点按肝俞穴、京门穴和掐大敦穴，如图 5—12 所示。

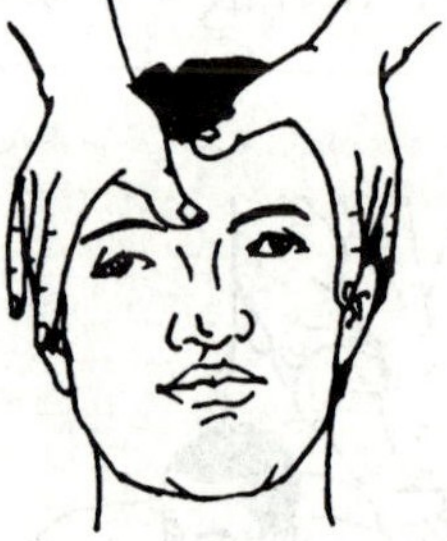

图 5—11　失眠按摩手法 1

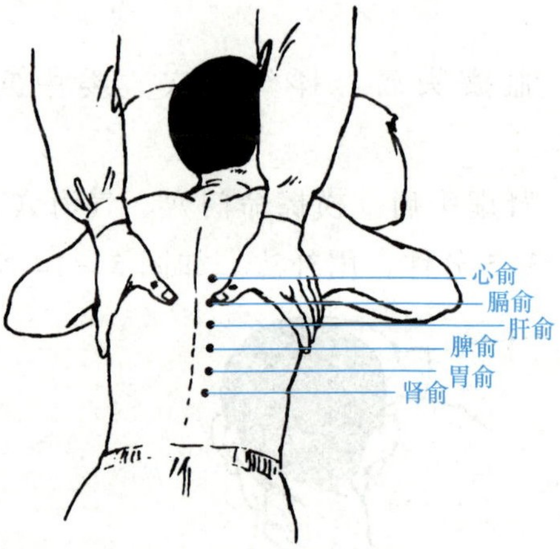

图 5—12　失眠按摩手法 2

6. 心肾不交需加按揉心俞穴、肾俞穴和三阴交穴。

7. 痰热内扰需加点按丰隆穴和内庭穴。

第七节　头　痛

一、病因及表现

头痛是一种常见的自觉征候，由多种疾病所致，中医认为肾虚、外邪、气血不足、肝阳和血瘀等都可以引起头痛。

外感风寒引起头痛，一般伴有流涕、咳嗽。

肾虚头痛，并伴有耳鸣、腰膝无力。

气血不足头痛，一般伴有气短无力、肢冷。

肝阳头痛，多在头的颞部。

血瘀型头痛，可造成血管神经性头痛，常见于一侧。

二、按摩手法

1. 外感风寒头痛。拿肩井穴，点按合谷穴、风池穴 3~5 分钟，用泻法。以中指指腹擦大椎穴，用泻法。揉内关穴 1 分钟，用补法。手法如图 5—13 所示。

2. 血瘀头痛。揉气海穴、委中穴 3~5 分钟，揉三阴交穴 5~10 分钟，用补法。

3. 肾虚头痛。横擦命门穴、气海穴、关元穴 5~8 分钟，用补法。以双掌振颤肾俞穴 3~5 分钟，用补法。如图 5—14 所示。

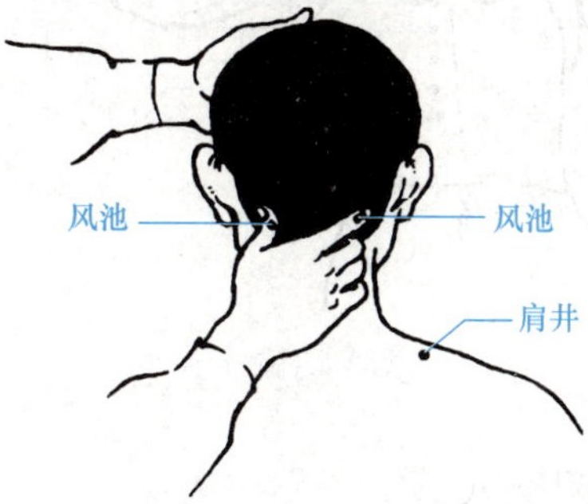

图 5—13　头痛按摩手法 1

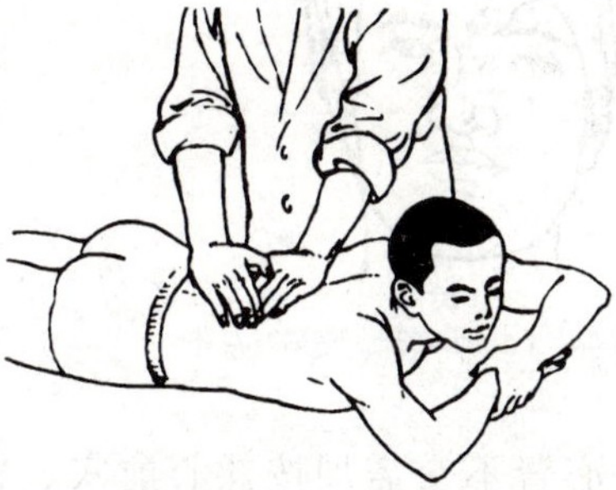
图 5—14　头痛按摩手法 2

4. 气血不足头痛。顺时针揉上脘穴和中脘穴 1 分钟，用补法。点按肝俞穴、三阴交穴 3~5 分钟，用补法。擦涌泉穴 1 分钟，用泻法。

5. 肝阳头痛。点按阿是穴 1 分钟，用泻法。点按太冲穴、大敦穴 1 分钟，用泻法。点按肝俞穴 1 分钟，用补法。

第八节　神经衰弱

一、病因及表现

神经衰弱属于大脑皮层兴奋与抑制失调，主要由心胆气虚、心脾两虚及胃气不和等造成。表现为浑身无力、精神紧张、夜不能寐、急躁焦虑等，并伴随胸闷、气短、心悸等植物神经紊乱症状。

二、按摩手法

1. 术者以拇指指腹与食指指腹对拿风池穴、肩井穴，由轻至重，持续 2~3 分钟，如图 5—15 所示。

2. 术者以一手拇指指腹依次点按神门穴、内关穴、心俞穴、印堂穴和百会穴，每穴各 1 分钟。

3. 术者以双手掌根自上至下按揉背部两侧膀胱经，由轻至重，反复 2~3 分钟，再横擦肾俞穴、命门穴以透热为度，如图 5—16 所示。

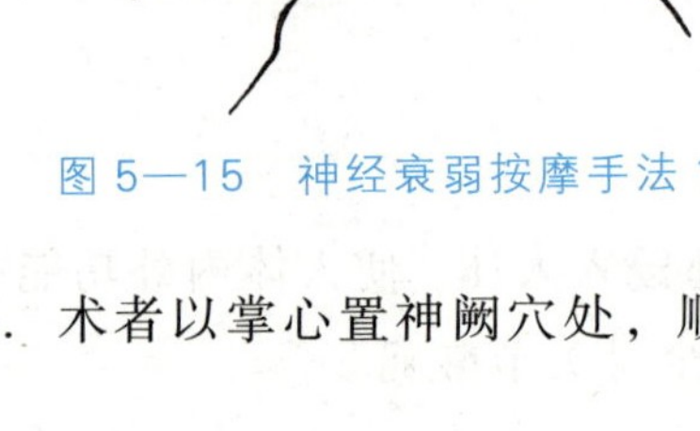

图 5—15　神经衰弱按摩手法 1

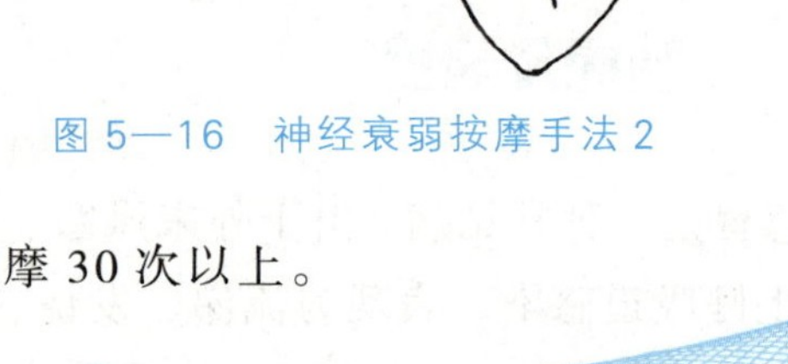

图 5—16　神经衰弱按摩手法 2

4. 术者以掌心置神阙穴处，顺时针团摩 30 次以上。

第九节 便 秘

一、病因及表现

便秘主要是大便秘结不畅，长期便秘会导致肛裂、便血等症，女性还容易引起痤疮。主要原因是气血虚弱、大肠传导功能无力和胃肠燥热，造成大便结滞。

二、按摩手法

1. 术者两手叠掌放置于受术者腹部神阙穴，顺时针、逆时针各揉 10 次以上，力度由轻至重，如图 5—17 所示。

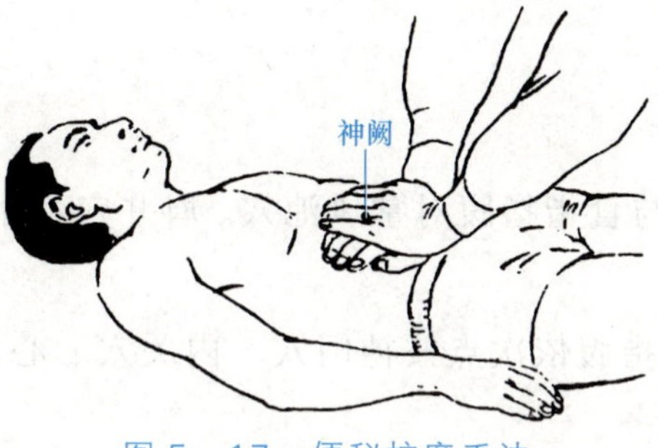

图 5—17 便秘按摩手法

2. 沿腹部升结肠、横结肠和降结肠方向，用拇指各直推 5~10 次。

3. 术者以一手拇指指腹依次点按中脘穴、太冲穴和足三里穴，反复 3~5 次，力度由轻至重。

4. 术者以一手拇指指腹与食指指腹拿揉腹部天枢穴 3~5 分钟。

第十节 感 冒

一、病因及表现

感冒是一种常见病，由于外来风寒、风热之邪侵入人体，使人体内外功能减弱，导致上呼吸道感染，表现为流涕、发烧、咳嗽和全身关节酸痛。

二、按摩手法

1．以一手中指横擦大椎穴，以受术者感到微热为度。

2．以拇指指腹依次点按合谷穴、尺泽穴和委中穴，力度稍大，用泻法。

3．以拇指指腹与食指指腹拿、揉风池穴，持续 2 分钟。

4．流涕者加点迎香穴，咳嗽者加点肺俞穴和尺泽穴。

第十一节 糖 尿 病

一、病因及表现

由于人体胰岛素分泌失调导致糖尿病，表现为多食、多尿、多饮、体重减轻，血糖和尿糖增高，并伴随全身乏力和皮肤瘙痒。

二、按摩手法

1．术者以双手背直推受术者背部，自上而下，反复 3~5 次，力度由轻至重。

2．术者以拇指指腹依次点按脾俞穴、胃俞穴和肝俞穴，反复 3~5 次。

3．术者以一手于受术者腹部施行擦法，反复 2~3 次，以一手掌在腹部振颤 3~5 分钟。如图 5—18 所示。

4．术者以一手指推大腿内侧，反复 3~5 次，再以拇指指腹按揉太溪穴约 1 分钟，以小鱼际叩涌泉穴 3~5 分钟，如图 5—19 所示。

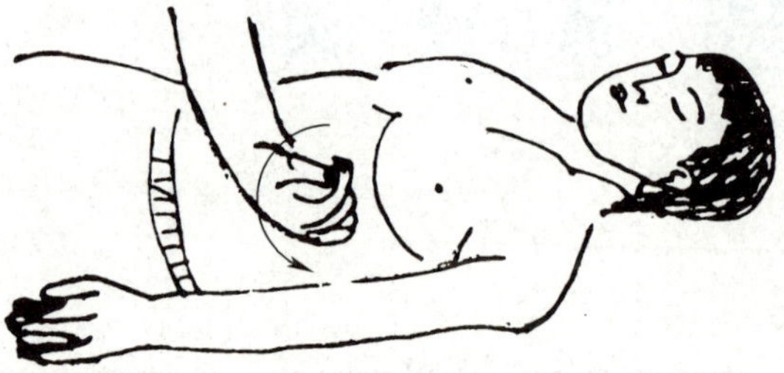

图 5—18　糖尿病按摩手法 1

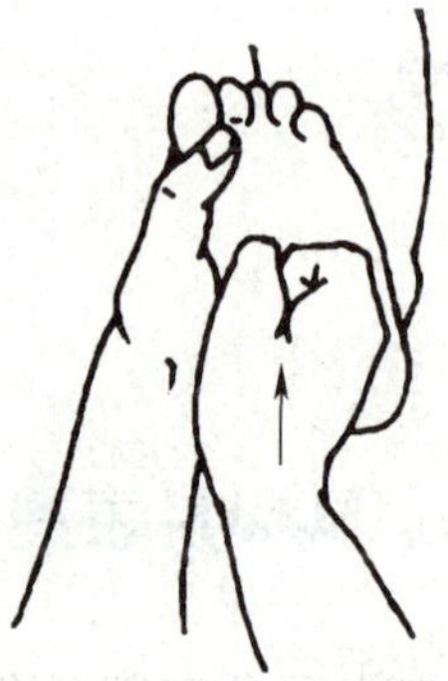

图 5—19　糖尿病按摩手法 2

第十二节 痛 经

一、病因及表现

痛经是妇女在行经前后或行经期间，小腹产生疼痛，同时伴有头痛、恶心、呕吐等症。中医认为痛经多因情志失调、气滞血瘀、气血两亏、血行不畅所致。

二、按摩手法

1. 术者以一手掌搓命门穴，以受术者感到微热为度。

2. 术者以一手掌擦腰骶部，反复5~10次。

3. 术者以一手掌反复直推小腹部，反复3~5次，并点按气海穴、关元穴和子宫穴等，如图5—20所示。

4. 术者以一手拇指点按三阴交穴和血海穴，反复3~5次，如图5—21所示。

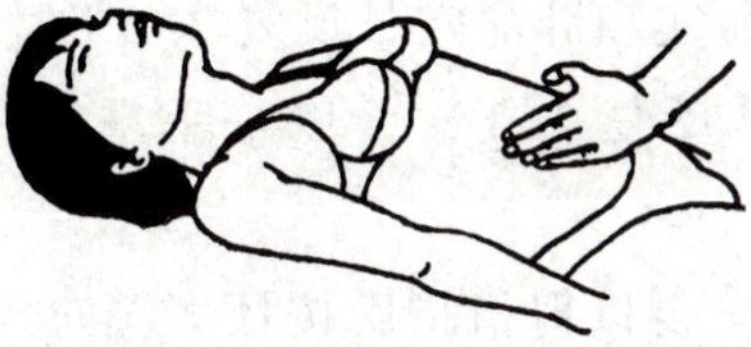

图5—20 痛经按摩手法1

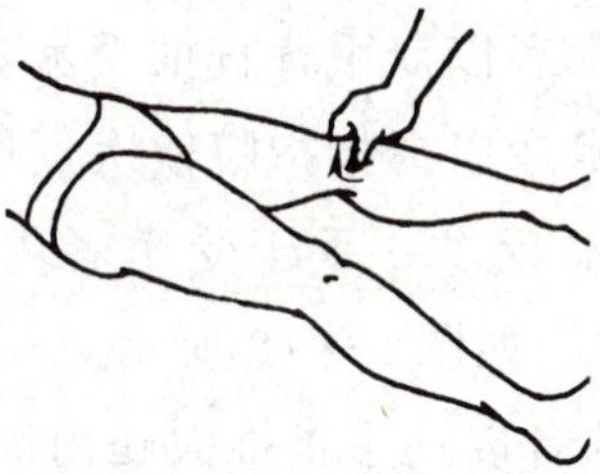

图5—21 痛经按摩手法2

第十三节 鼻 窦 炎

一、病因及表现

鼻窦炎是鼻窦部的化脓性炎症，表现为鼻塞、浓涕有臭味、头痛等。主要是肺脾两虚，肝火、胆火上升头部，影响鼻部所致。

二、按摩手法

1. 术者以两手中指指腹搓受术者鼻翼两侧，持续 1~2 分钟，如图 5—22 所示。

2. 术者以一手拇指指腹依次点按迎香穴、鼻通穴和大椎穴，力度由轻至重，反复 3~5 次。

3. 术者以拇指指腹、食指指腹拿风池穴，反复 3~5 次。

4. 术者以一手拿受术者手三阴经，自肩向手部，反复 3~5 次，如图 5—23 所示。

5. 术者以双手掌直推背部膀胱经，反复 3~5 次。

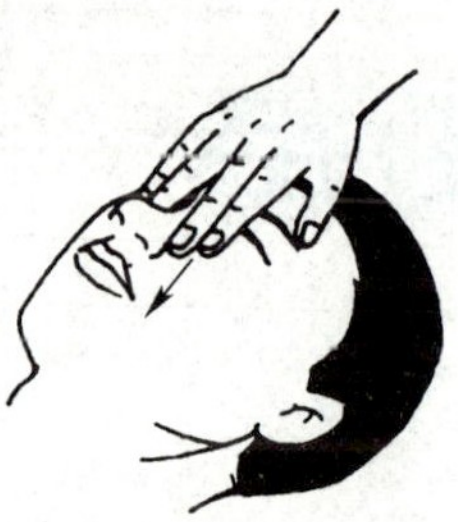

图 5—22　鼻窦炎按摩手法 1

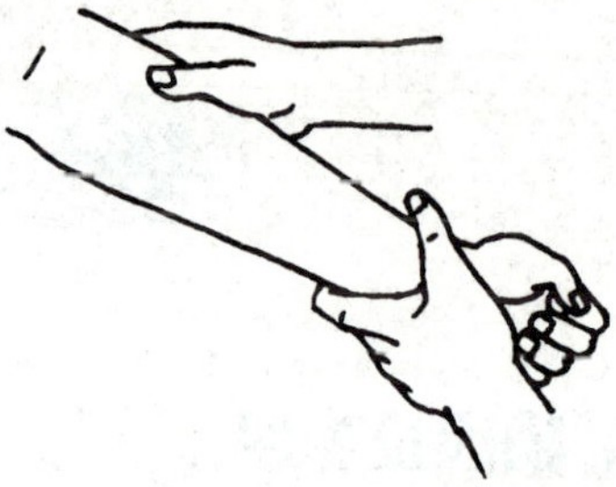

图 5—23　鼻窦炎按摩手法 2

第十四节　腹　泻

一、病因及表现

腹泻主要表现为排便次数增多，粪便清稀如水状，主要由于细菌感染与肠胃功能失调所致。中医认为饮食不节、脾肾阳虚等都可引起腹泻，脾肾阳虚引起黎明腹泻。

二、按摩手法

1. 术者以一手拇指依次点按上脘穴、中脘穴、足三里穴和天枢穴，反复 3~5 次，如图 5—24 所示。

2. 饮食不节引起的腹泻，术者一手掌逆时针摩腹 2~3 分钟，并进行腹部直推，反复 3~5 次，如图 5—25 所示。

3. 脾肾阳虚引起的腹泻，术者以掌横擦腰部，以受术者感到微热为度。术者以一手拇指指腹依次揉命门穴、脾俞穴、肾俞穴等，以掌心顺时针摩神阙穴，以受术者感到微热为度。

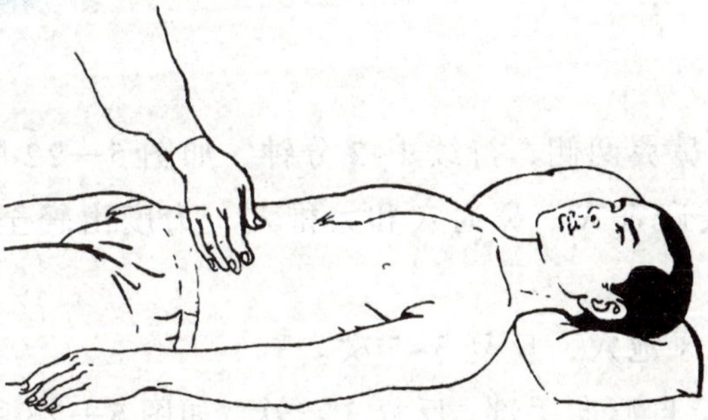

图 5—24 腹泻按摩手法 1

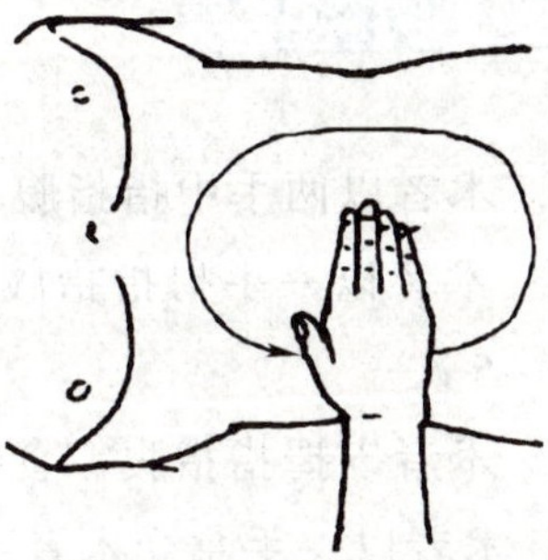

图 5—25 腹泻按摩手法 2

第十五节 高 血 压

一、病因及表现

高血压是一种动脉血压增高的综合征，一般收缩压和舒张压高于正常值，并伴有头晕、眼花、头脑不清等症，主要由肝肾失调、血瘀等引起。

二、按摩手法

1. 受术者仰卧位，术者以一手掌推桥弓，持续 5~10 分钟，如图 5—26 所示。

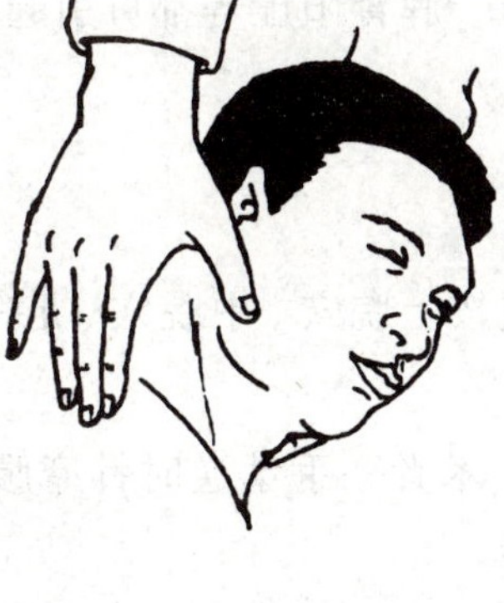

图 5—26 高血压按摩手法

2. 术者以双手掌直推膀胱经，自上至下，反复 3~5 次。

3. 术者以一手拇指指腹推受术者掌心自内关穴至中指指尖，持续 3~5 分钟。

4. 术者半握拳，以小鱼际捶涌泉穴 3~5 分钟。

5. 指揉高血压点 1~2 分钟。

思考·练习

1. 头痛按摩手法是什么？
2. 失眠按摩手法是什么？
3. 腰腿痛按摩手法是什么？
4. 感冒按摩手法是什么？
5. 颈肩痛按摩手法是什么？

第六章　足部按摩基础知识

学习目标：

1. 掌握足部反射区位置及适应证。
2. 熟悉足部反射区的各类按摩手法。

足部反射区的按摩与全身保健按摩相配合，可以更好地调整人体的内平衡，提高脏腑免疫功能，使保健效果更佳。本章介绍足部反射区的位置，足部反射区的适应证，以及足部反射区的按摩手法。

为了更形象地展示足部反射区的按摩位置，尽量以脚型图配骨骼图的形式加以说明；在脚型图无法清晰显示按摩位置的情况下，配骨骼图加以说明。

第一节 足部保健按摩操作顺序

足部按摩中，双足均有众多区位。大部分反射区在双足上均有体现，部分反射区只在其中一足上。以下的操作顺序是按邻近部位推移，以先左足、后右足的按摩原则排列。操作时可参见此顺序，对照按摩的足，寻找相应的反射区位置和顺序。

检查心脏反射区所需承受力⟶肾上腺⟶肾⟶膀胱⟶输尿管⟶额窦⟶头⟶脑垂体⟶三叉神经⟶小脑⟶鼻⟶颈项⟶颈椎⟶甲状旁腺⟶眼⟶耳⟶斜方肌⟶甲状腺⟶肺、支气管⟶心脏（左）、肝（右）⟶脾（左）、胆（右）⟶胃⟶胰⟶十二指肠⟶升结肠（右）⟶横结肠⟶降结肠（左）、乙状结肠（左）⟶小肠⟶肛门（左）、盲肠（右）⟶腹腔神经丛⟶生殖腺⟶失眠点⟶胸椎⟶腰椎⟶骶骨⟶尾骨内侧⟶前列腺或子宫⟶尿道⟶尾骨外侧⟶膝⟶肘⟶肩⟶上颌⟶下颌⟶扁桃腺⟶咽喉⟶气管⟶胸部淋巴腺⟶胸⟶内耳迷路⟶膈⟶肩胛骨⟶肋骨⟶上身淋巴、下身淋巴⟶髋关节⟶腹股沟、下腹部⟶直肠⟶坐骨神经。

第二节 足 底

一、心脏

1. 反射区位置 左足底第四、五跖骨之间，肺反射区下方（向脚跟方向），如图 6—1 所示。

2. 适应证 心律不齐，失眠，神经衰弱。

3. 手法

（1）轻度手法 术者以拇指指腹自脚跟向脚趾方向轻推。

（2）中度手法 术者以第二指关节（指背面）点按。

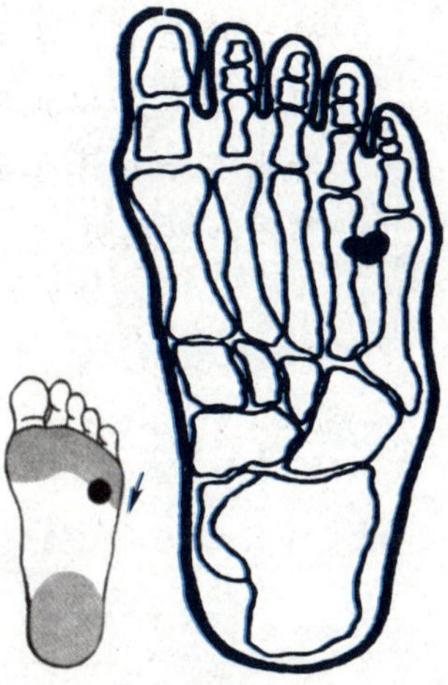

图 6—1 心脏反射区位置

（3）重度手法　术者以第二指关节（指背面）用力按压，并向足跟方向钩。

二、肾上腺

1. 反射区位置　双足底第二、三跖骨之间，跖骨头下方，如图 6—2 所示。

2. 适应证　心律不齐，腰背酸痛，肾上腺皮质不全症等。

3. 手法　术者食指弯曲，拇指紧贴于食指末节，用食指第一指关节顶点按压，反复 3～5 次，逐渐加大施力。

三、肾

1. 反射区位置　双足足底前脚掌，肾上腺反射区下方，如图 6—3 所示。

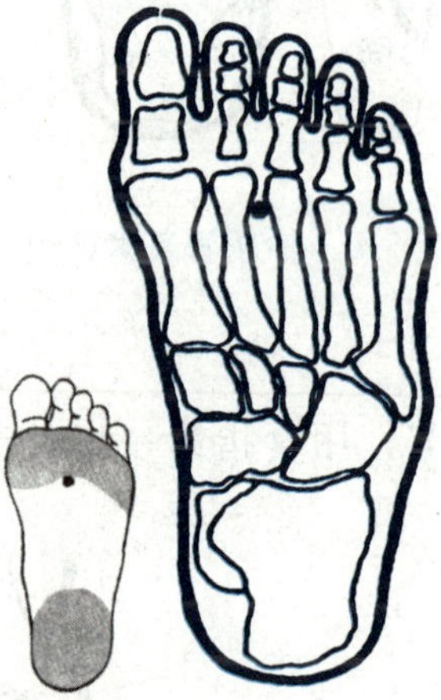

图 6—2　肾上腺反射区位置

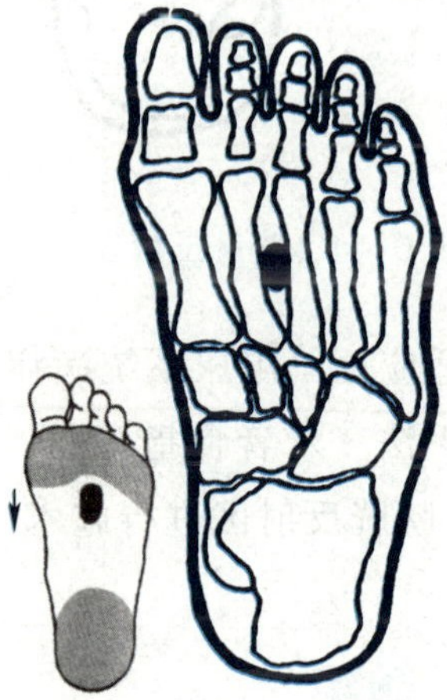

图 6—3　肾反射区位置

2. 适应证　腰部酸痛，肾功能不全。

3. 手法　术者食指弯曲，拇指紧贴于食指末节，用食指第一指关节顶点向足跟方向按压，反复 3～5 次。

四、膀胱

1. 反射区位置　双足足底内侧舟骨下方突起处，如图 6—4 所示。

2. 适应证　膀胱炎症，泌尿系统病症。

3. 手法　术者食指弯曲，拇指紧贴于食指末节，用食指第一指关节顶点施术，反复 3～5 次，施力逐渐加大。

五、输尿管

1. 反射区位置　双足足底由肾反射区至膀胱反射区连成的一块弧形区域，如图 6—5 所示。

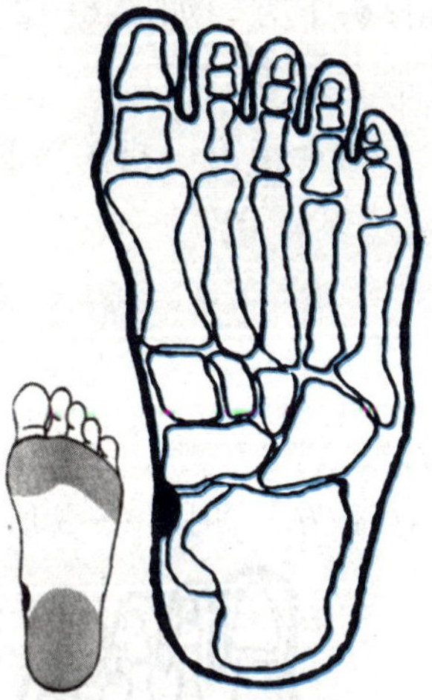

图 6—4　膀胱反射区位置

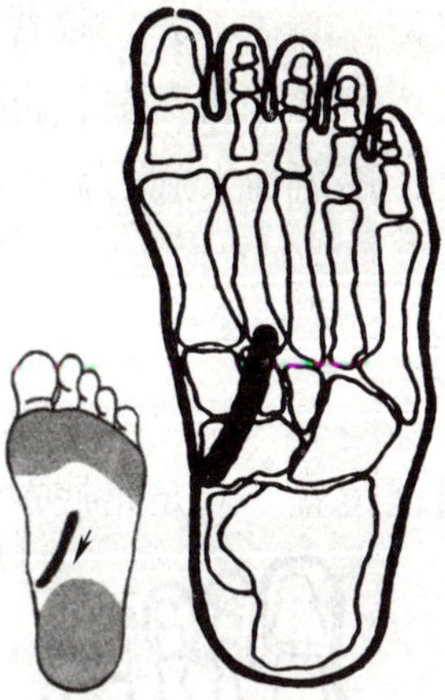

图 6—5　输尿管反射区位置

2. 适应证　泌尿系统病症，便秘，遗尿。

3. 手法　术者食指弯曲，拇指紧贴于食指末节，用食指第一指关节顶点由肾反射区至膀胱反射区进行施术。

六、额窦

1. 反射区位置　双足脚趾顶端，如图 6—6 所示。

2. 适应证　头痛，鼻塞不通，鼻窦炎。

3. 手法　术者食指弯曲，拇指紧贴于食指末节，用食指由内向外刮压，反复 3~5 次。

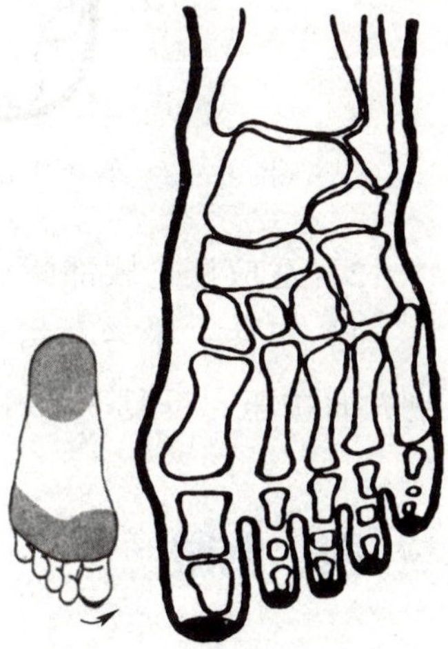

图 6—6　额窦反射区位置

七、头

1. 反射区位置　双足拇趾趾腹全部区域，如图 6—7 所示。

2. 适应证　头痛，头晕，神经衰弱。

3. 手法　术者食指弯曲，拇指紧贴于食指末节，用食指第一指关节顶点由拇趾趾端向趾跟方向施术。

八、脑垂体

1. 反射区位置　双足拇趾趾腹中央区域，如图 6—8 所示。

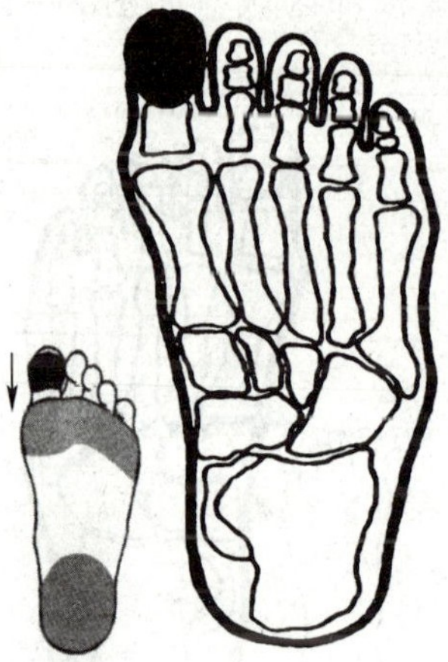

图 6—7　头反射区位置

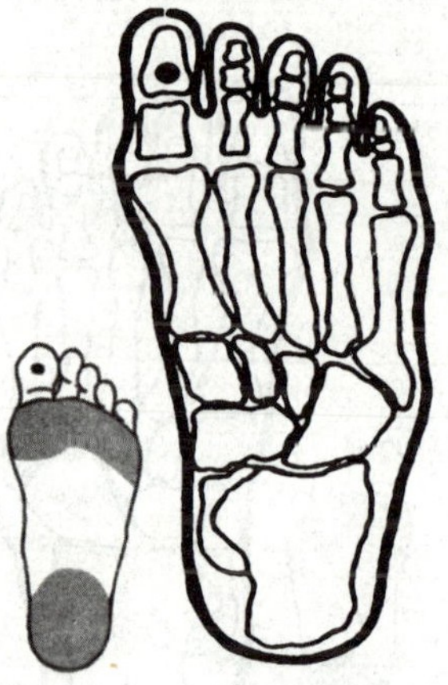

图 6—8　脑垂体反射区位置

2. 适应证　内分泌失调，痤疮，雀斑。

3. 手法　术者食指弯曲，拇指紧贴于食指末节，用食指第一指关节顶点点按数次。

九、三叉神经

1. 反射区位置　双足大拇趾末节趾骨外侧中上区域，如图 6—9 所示。

2. 适应证　偏头痛，三叉神经痛。

3. 手法　术者用拇指指端由趾端向趾跟方向压推。

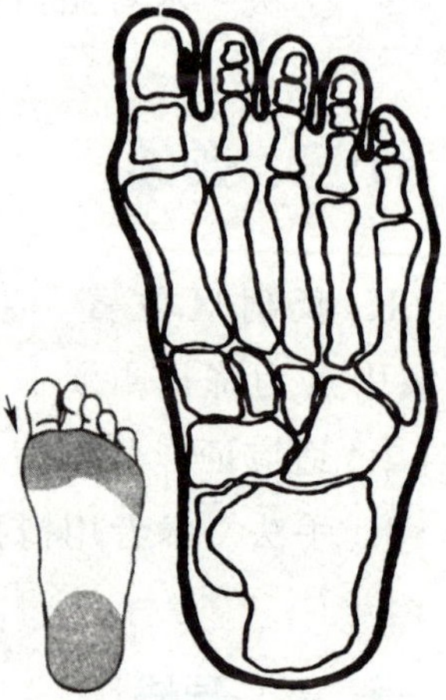

图 6—9　三叉神经反射区位置

十、小脑

1. 反射区位置　双足拇趾趾腹根部，紧贴于趾间关节外侧下方区域，如

图 6—10 所示。

2. 适应证　运动平衡失调，肌肉紧张，头痛。

3. 手法　术者用拇指指端向趾跟方向压推。

十一、鼻

1. 反射区位置　双足拇趾末节内侧至拇趾趾甲根部区域，如图 6—11 所示。

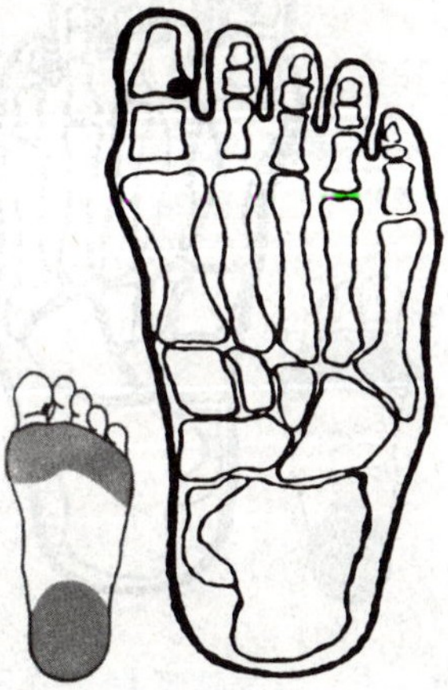

图 6—10　小脑反射区位置

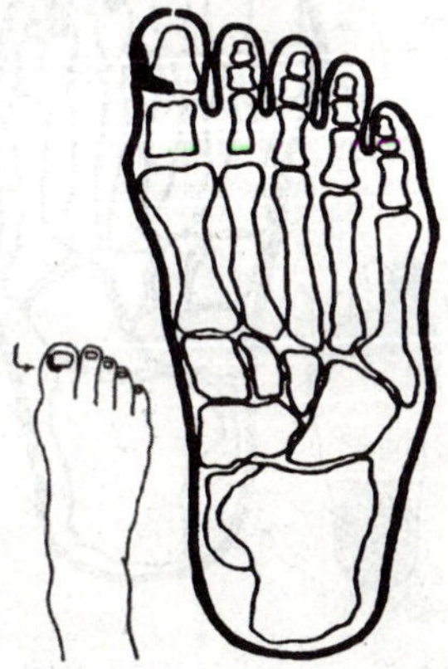

图 6—11　鼻反射区位置

2. 适应证　鼻炎，鼻塞不通，鼻窦炎。

3. 手法　术者用拇指指端推压受术区域。

十二、颈项

1. 反射区位置　双足拇趾根部横纹区域（横纹区域中点为降压点），如图 6—12 所示。

2. 适应证　颈椎病，颈部酸胀，落枕。

3. 手法　术者用拇指指端由内侧向外侧压推数次。

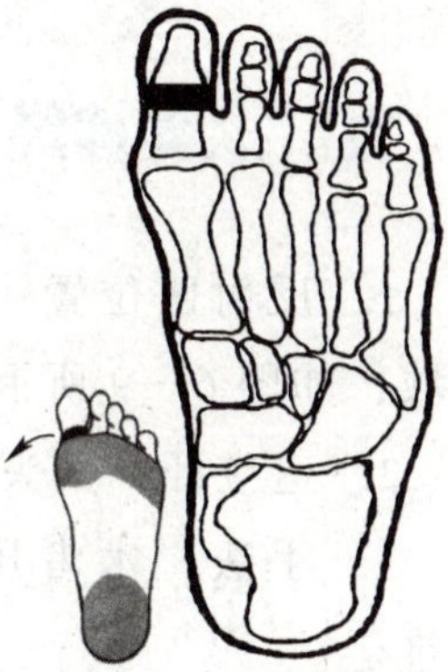

图 6—12　颈项反射区位置

十三、颈椎

1. 反射区位置　双足拇指近节趾骨内侧区域，如图 6—13 所示。

2. 适应证　颈椎病，手麻，头晕。

3. 手法　术者食指、中指弯曲成钳状，以食指第二指骨按压反射区域。

十四、甲状旁腺

1. 反射区位置　双足第一跖趾关节前凹陷区域，如图 6—14 所示。

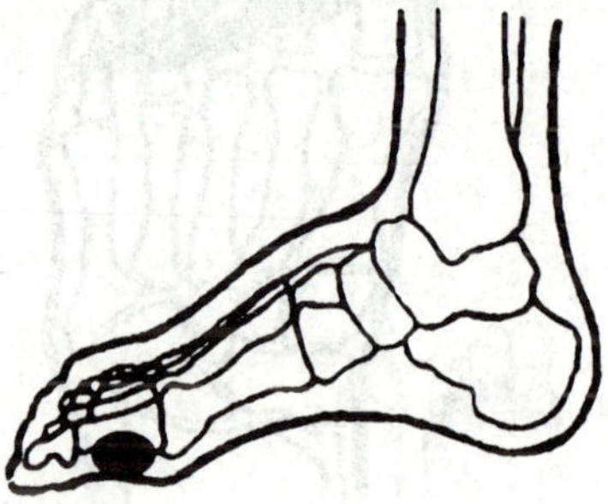

图 6—13　颈椎反射区位置

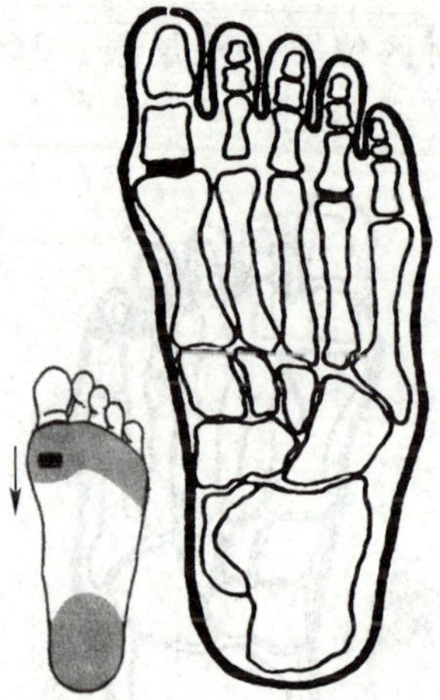

图 6—14　甲状旁腺反射区位置

2. 适应证　缺钙引起的手足痉挛。

3. 手法　术者食指、中指弯曲成钳状，以食指第二指骨按压反射区域。

十五、眼

1. 反射区位置　双足第二、三趾腹根部及两侧区域，如图 6—15 所示。

2. 适应证　近视，花眼。

3. 手法　术者食指弯曲，拇指紧贴于食指末节，以食指第一关节顶点施术，反复 3～5 次。

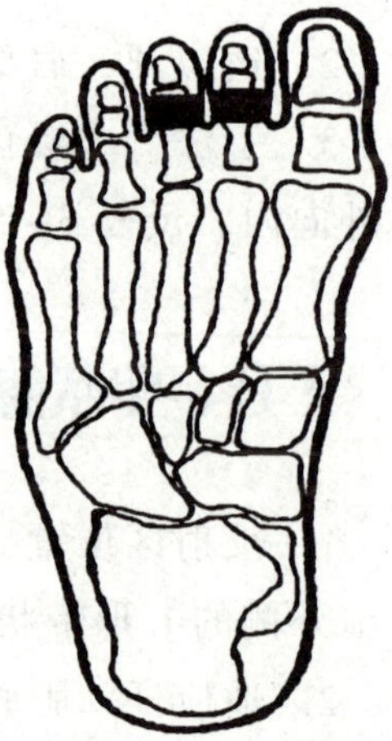

图 6—15　眼反射区位置

十六、耳

1. 反射区位置　双足第四、五趾腹根部及两侧区域，如图 6—16 所示。

2. 适应证　耳鸣，耳聋。

3. 手法　术者食指弯曲，拇指紧贴于食指末节，以食指第一指关节顶点施术，反复 3~5 次。

十七、斜方肌

1. 反射区位置　双足眼、耳反射区下方，成带状区域，如图 6—17 所示。

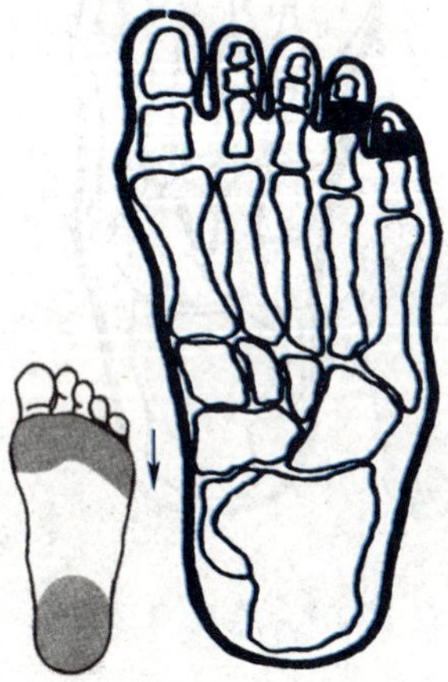

图 6—16　耳反射区位置

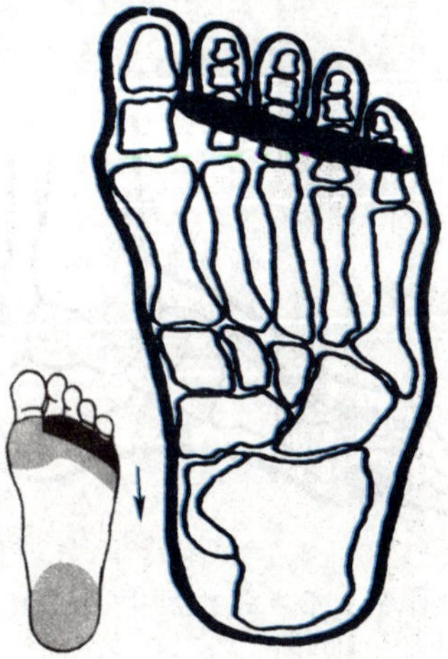

图 6—17　斜方肌反射区位置

2. 适应证　肩部酸沉，上肢无力。

3. 手法　术者食指弯曲，拇指紧贴于食指末节，以食指第一指关节顶点刮压，由外向内，反复 3~5 次。

十八、甲状腺

1. 反射区位置　双足底部第一跖骨头与第一跖趾关节外侧的 L 形带状区域，如图 6—18 所示。

2. 适应证　肥胖症，甲状腺肥大。

3. 手法　术者以一手拇指指腹由下向上推压，反复 3~5 次。

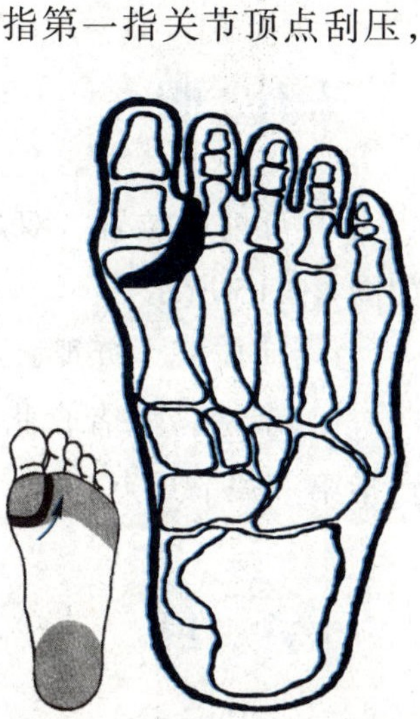

图 6—18　甲状腺反射区位置

十九、肺、支气管

1. 反射区位置　双足底部斜方肌反射区的后方，从甲状腺反射区至肩反射区的带状区域，并向第三趾骨延伸，如图 6—19 所示。

2. 适应证　呼吸不畅，肺炎，支气管炎。

3. 手法　术者食指弯曲，拇指紧贴于食指末节，以食指第一指关节顶点由外向内刮压，反复 3~5 次。

二十、心脏（左）、肝（右）

1. 反射区位置　心脏的反射区前文已讲，不做累述。肝的反射区在右足底面第四、五跖骨之间，此区位与左足的心区相同，但较心区宽，如图 6—20 所示。

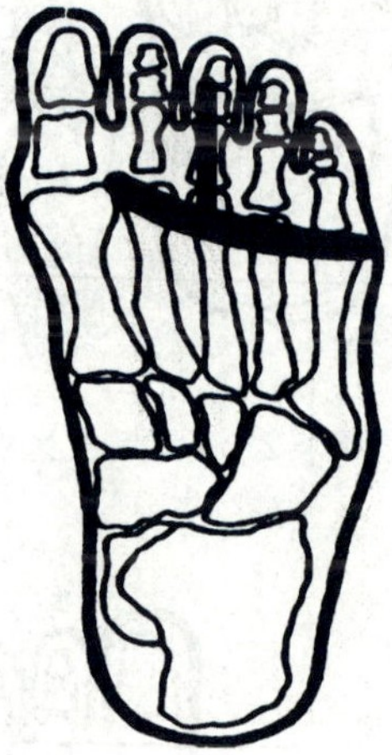

图 6—19　肺、支气管反射区位置

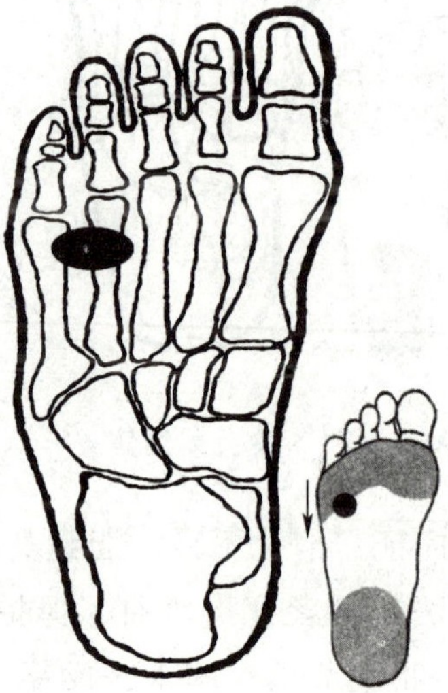

图 6—20　肝反射区位置

2. 适应证　食欲不振，肝脏病症。

3. 手法　术者食指弯曲，拇指紧贴于食指末节，以食指第一指关节顶点施术，反复 3~5 次。

二十一、脾（左）

1. 反射区位置　左足底部的第四、五跖骨之间，心脏反射区后方，如

图 6—21 所示。

2. 适应证　脾胃不和，消化不良。

3. 手法　术者食指弯曲，拇指紧贴于食指末节，以食指第一指关节顶点由外向内刮压，反复 3~5 次。

二十二、胆（右）

1. 反射区位置　右足底面肝反射区内侧，第三、四跖骨之间，如图 6—22 所示。

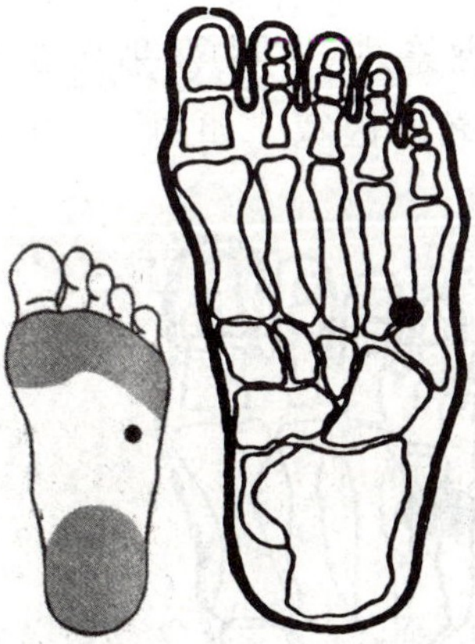

图 6—21　脾反射区位置

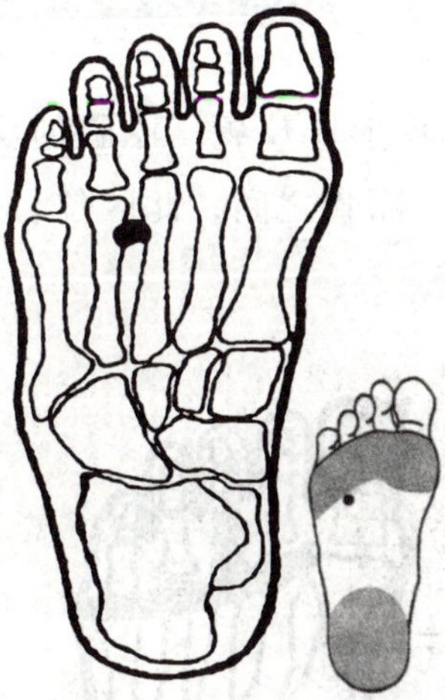

图 6—22　胆反射区位置

2. 适应证　消化不良，胆囊炎，胆石症。

3. 手法　术者食指弯曲，拇指紧贴于食指末节，以食指第一指关节顶点施术，反复 3~5 次。

二十三、胃

1. 反射区位置　双足底部第一跖趾关节后方，大约一指宽区域，如图 6—23 所示。

2. 适应证　胃痛，慢性胃炎，食欲不振，消化不良。

3. 手法　术者食指弯曲，拇指紧贴于食指末节，以食指第一指关节顶点向足跟方向施术，反复 3~5 次。

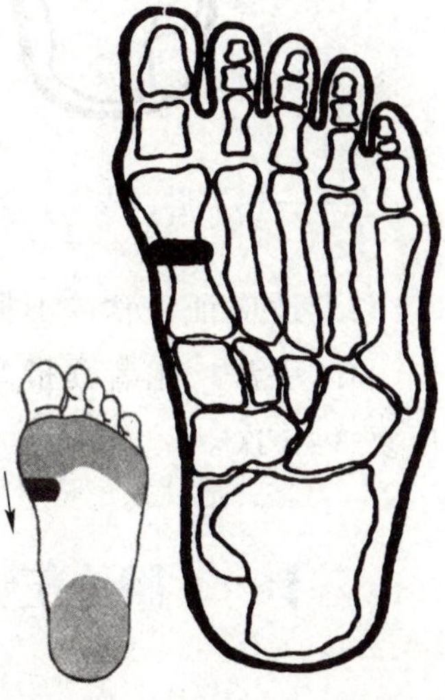

图 6—23　胃反射区位置

二十四、胰

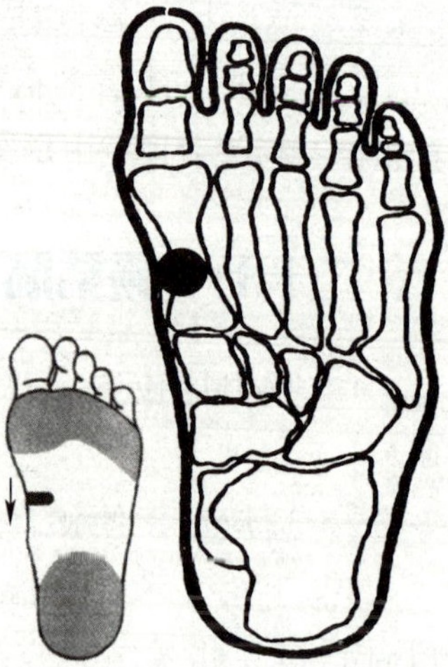

图 6—24　胰反射区位置

1. 反射区位置　双足内侧，胃、十二指肠反射区之间的区域，如图 6—24 所示。

2. 适应证　糖尿病，胰腺炎。

3. 手法　术者食指弯曲，拇指紧贴于食指末节，以食指第一指关节顶点向足跟方向施术，反复 3~5 次。

二十五、十二指肠

1. 反射区位置　双足底部第一跖骨底，向足跟的方向，胰反射区的下方，如图 6—25 所示。

2. 适应证　食欲不佳，消化不良，十二指肠溃疡。

3. 手法　术者食指弯曲，拇指紧贴于食指末节，以食指第一指关节顶点向足跟方向施术，反复 3~5 次。

二十六、升结肠（右）

1. 反射区位置　右足底部，从跟骨前缘至第五跖骨底部的足掌外侧，如图 6—26 所示。

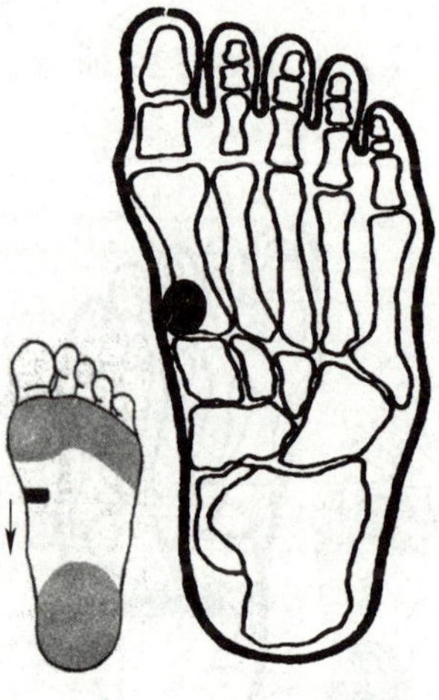

图 6—25　十二指肠反射区位置

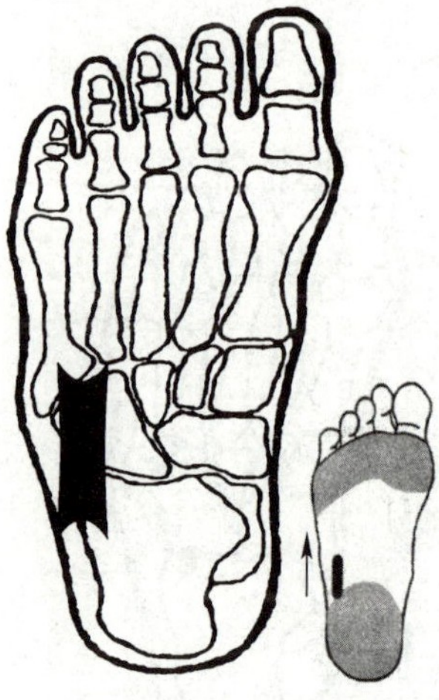

图 6—26　升结肠反射区位置

2. 适应证　急慢性结肠炎、腹胀、肠易激综合征。

3. 手法　术者食指弯曲，拇指紧贴于食指末节，以食指第一指关节顶点由足跟向足趾方向施术，反复2~3次。

二十七、横结肠

1. 反射区位置　双足足掌中间，成带状，如图6—27所示。

2. 适应证　便秘，腹泻，消化不良。

3. 手法　术者食指弯曲，拇指紧贴于食指末节，以食指第一指关节顶点施术，左足由内向外施力，右足由外向内施力，反复2~3次。

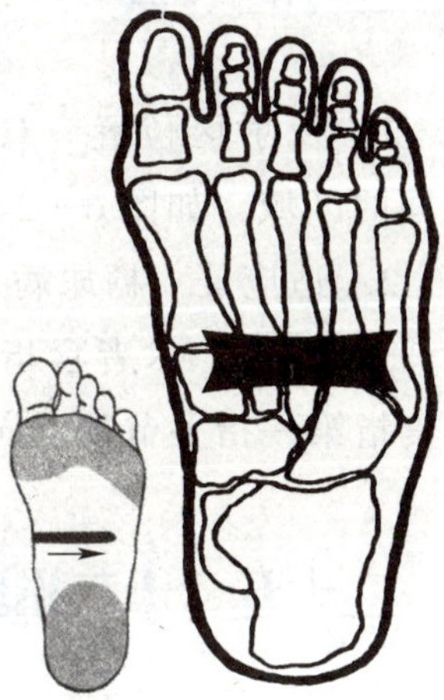

图6—27　横结肠反射区位置

二十八、降结肠（左）

1. 反射区位置　左足底部第五跖骨底至跟骨前缘的足掌外侧带状区域，如图6—28所示。

2. 适应证　肠炎，便秘，腹泻。

3. 手法　术者食指弯曲，拇指紧贴于食指末节，以食指第一指关节顶点向足跟方向施术，反复2~3次。

二十九、乙状结肠（左）

1. 反射区位置　左足底部跟骨前缘，成带状区域，如图6—29所示。

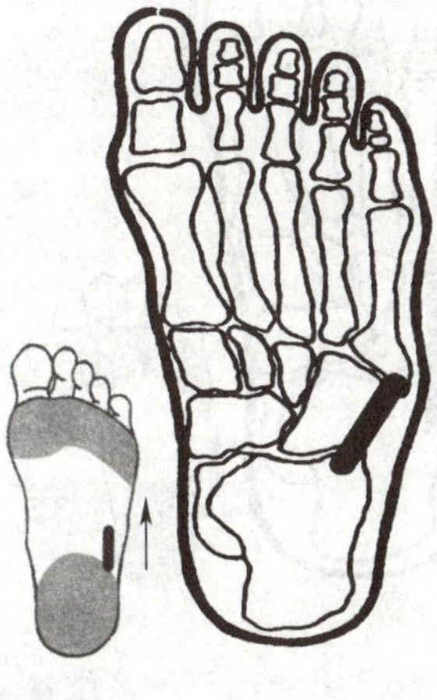

图6—28　降结肠反射区位置

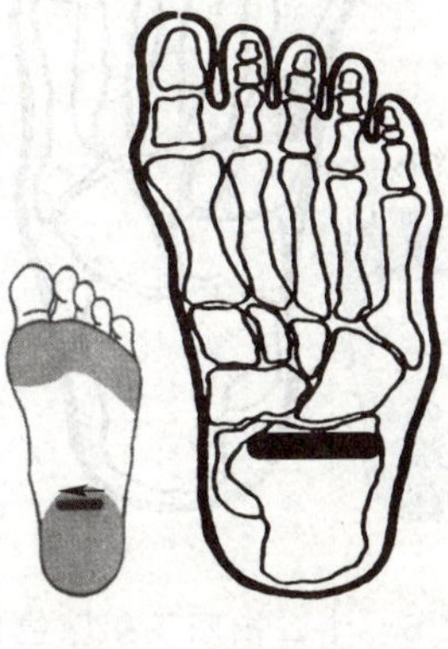

图6—29　乙状结肠反射区位置

2. 适应证　痔疮，便秘，直肠炎症。

3. 手法　术者食指弯曲，拇指紧贴于食指末节，以食指第一指关节顶点由外向内施术，反复2~3次。

三十、小肠

1. 反射区位置　双足底部足心凹陷区域，被升结肠、横结肠、降结肠、乙状结肠及直肠反射区围成的区域，如图6—30所示。

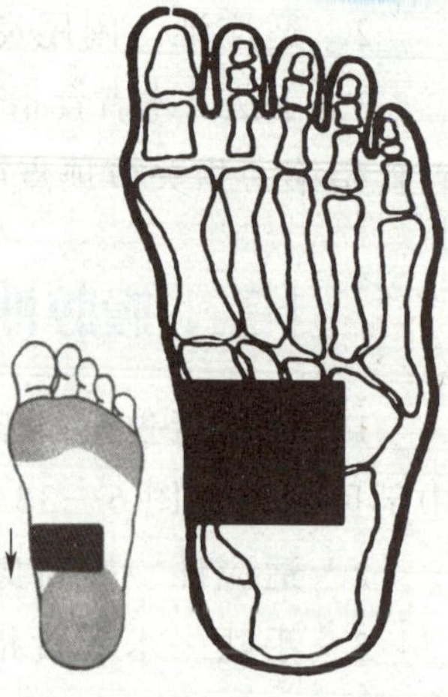

图6—30　小肠反射区位置

2. 适应证　消化不良，腹胀，腹泻，便秘。

3. 手法　术者食指和中指弯曲，拇指紧贴于食指末节，以食指和中指第一指关节顶点向足跟方向施术，反复2~3次。

三十一、肛门（左）

1. 反射区位置　左足底部跟骨前缘，乙状结肠和直肠反射区的末端，如图6—31所示。

2. 适应证　痔疮，便秘，肛门病症。

3. 手法　术者食指弯曲，拇指紧贴于食指末节，以食指第一指关节顶点施术，反复按压3~5次。

三十二、盲肠（右）

1. 反射区位置　右足底部跟骨前缘外侧，如图6—32所示。

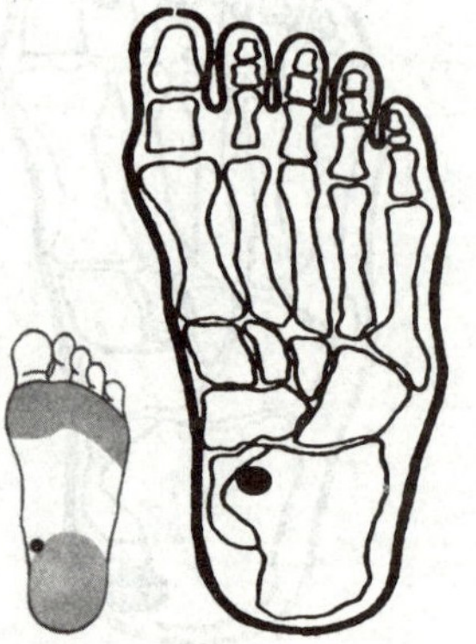

图6—31　肛门反射区位置

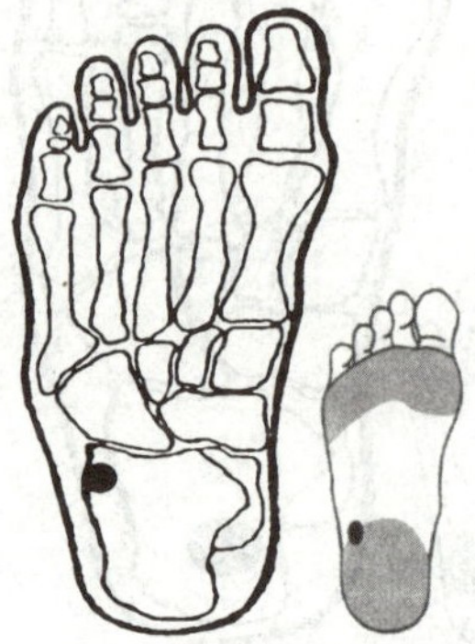

图6—32　盲肠反射区位置

2. 适应证　阑尾炎。

3. 手法　术者食指弯曲，拇指紧贴于食指末节，以食指第一指关节顶点施术，反复按压 3~5 次。

三十三、腹腔神经丛

1. 反射区位置　双足底部第二、三、四跖骨中部区域，如图 6—33 所示。

2. 适应证　提高身体免疫功能。

3. 手法　术者食指、中指及无名指弯曲，拇指紧贴于食指末节，以食指、中指及无名指第一指关节顶点施术，向足趾方向挑刮 3~5 次。

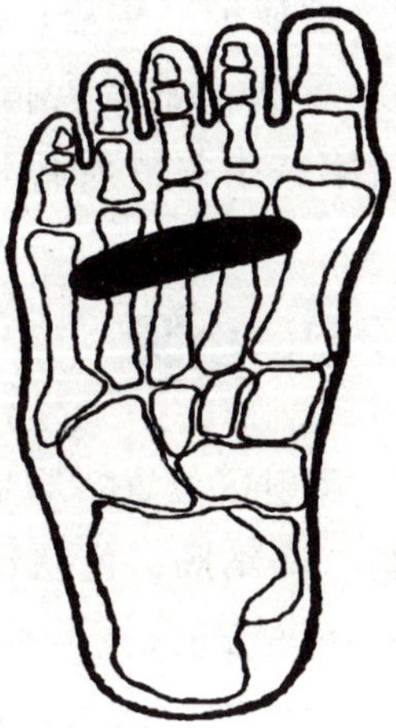

图 6—33　腹腔神经丛反射区位置

三十四、生殖腺

1. 反射区位置　双足底部，足跟正中及外踝下方区域，如图 6—34 所示。

2. 适应证　性功能低下，月经不调。

3. 手法　术者食指弯曲，拇指紧贴于食指末节，以食指第一指间关节顶点施术，反复按压 4~5 次。

三十五、失眠点

1. 反射区位置　双足足跟生殖腺反射区远侧端偏内，如图 6—35 所示。

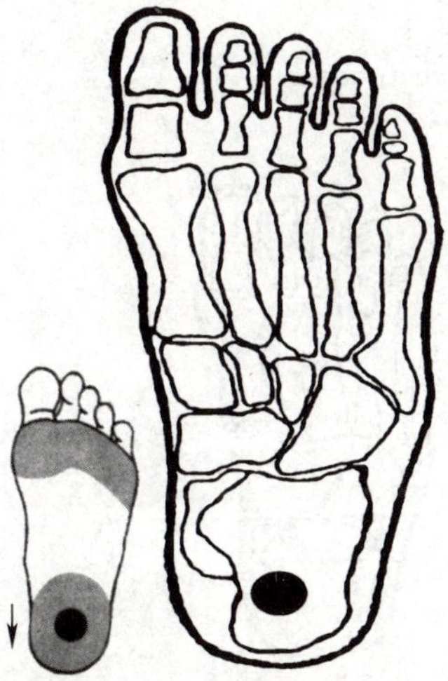

图 6—34　生殖腺反射区位置

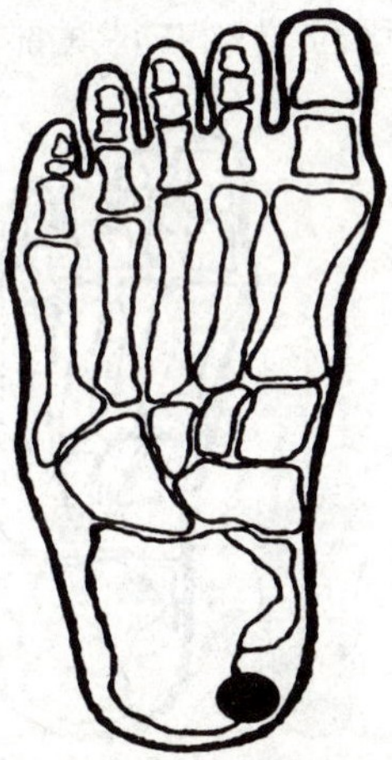

图 6—35　失眠点反射区位置

2．适应证　失眠，健忘。

3．手法　术者食指弯曲，拇指紧贴于食指末节，以食指第一指关节顶点施术，反复按压 3~5 次。

第三节　足　内　侧

一、胸椎

1．反射区位置　双足弓内侧由第一跖骨下方，跖趾关节至楔骨关节的区域，如图 6—36 所示。

2．适应证　胸闷，肩背酸痛。

3．手法　术者以拇指指腹向足跟方向施力，反复 4~5 次。

二、腰椎

1．反射区位置　双足弓内侧缘，楔骨至舟骨下方，胸椎反射区后方（向足跟方向），如图 6—37 所示。

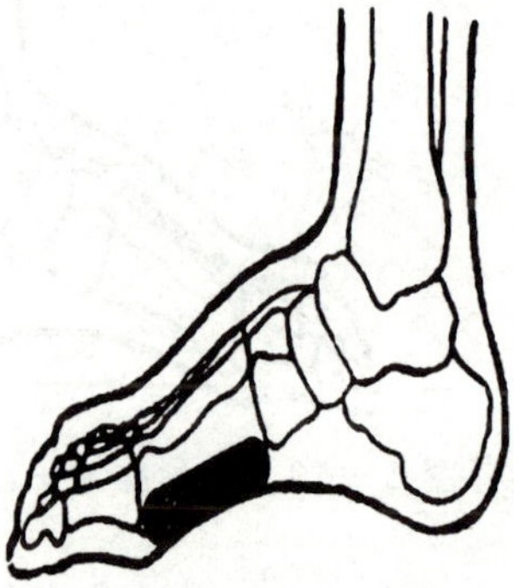

图 6—36　胸椎反射区位置

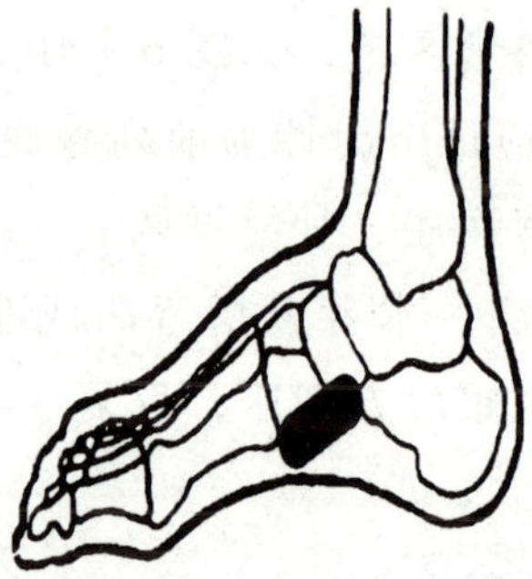

图 6—37　腰椎反射区位置

2．适应证　腰椎间盘突出症，腰痛。

3．手法　术者以拇指指腹向足跟方向施力，反复 4~5 次。

三、骶骨

1. 反射区位置　双足弓内缘，距骨下方至跟骨，腰椎反射区下方，如图 6—38 所示。

2. 适应证　起蹲不便，坐骨神经痛。

3. 手法　术者以拇指指腹向足跟方向施力，反复 4～5 次。

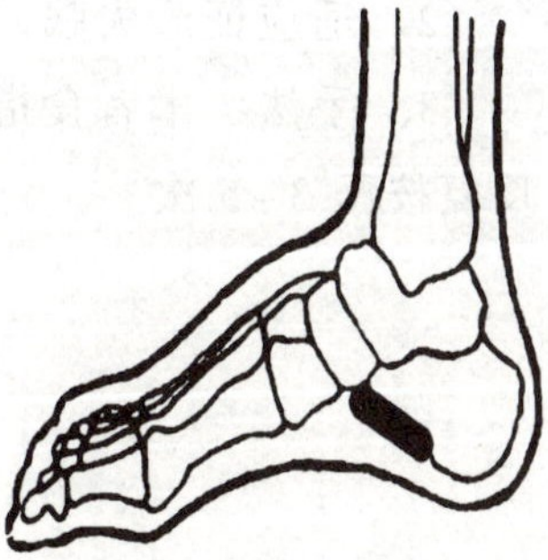

图 6—38　骶骨

四、尾骨内侧

1. 反射区位置　双足跟骨后内侧带状区域，如图 6—39 所示。

2. 适应证　坐骨神经痛，腰腿痛。

3. 手法　术者食指弯曲成镰刀状，以食指桡侧缘由上至下刮压跟骨后内侧，反复 3～5 次。

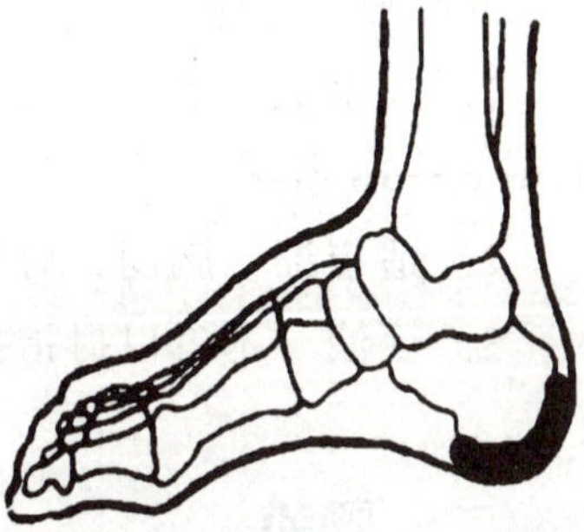

图 6—39　尾骨内侧反射区位置

五、前列腺或子宫

1. 反射区位置　双足跟骨内侧，内踝的后下方，成塔形区域，如图 6—40 所示。

2. 适应证　男性为前列腺病症、排尿不利，女性为子宫病症、月经不调。

3. 手法　术者食指弯曲成镰刀状，以食指桡侧缘向足跟后方刮压，反复 3～5 次。

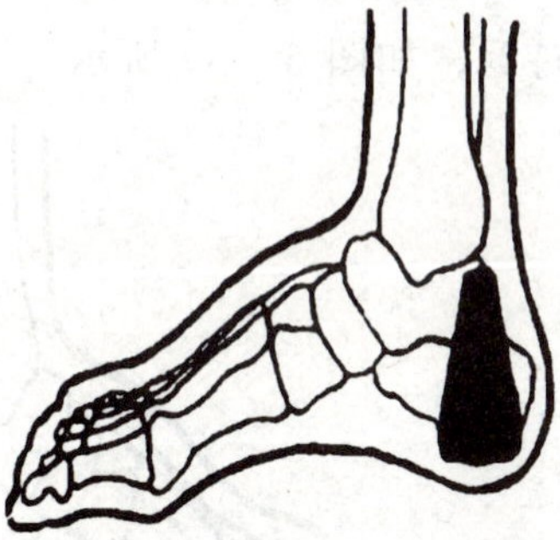

图 6—40　前列腺或子宫反射区位置

六、尿道

1. 反射区位置　双足足跟内侧，由膀胱反射区斜上方至内踝后下方带状区域，如图 6—41 所示。

2. 适应证　排尿不利，尿道炎症。

3. 手法　术者以拇指指腹施术，自膀胱反射区向内踝后下方直推。

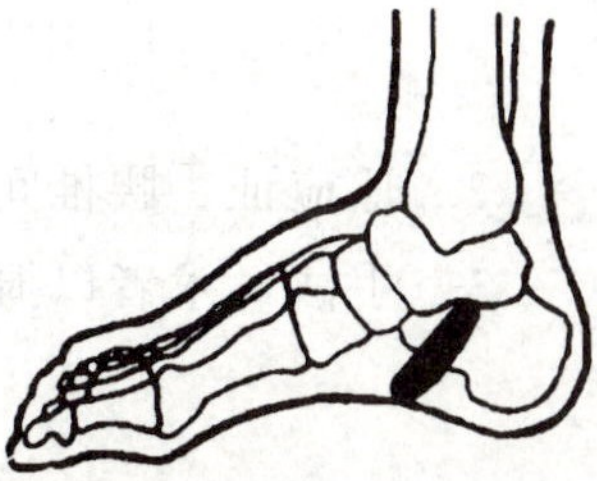

图 6—41　尿道反射区位置

第四节 足 外 侧

一、尾骨外侧

1. 反射区位置　双足跟骨后外侧带状区域，如图 6—42 所示。

2. 适应证　尾骨损伤，坐骨神经痛，腰腿痛。

3. 手法　术者食指弯曲成镰刀状，以食指桡侧缘刮压跟骨外侧，由上至下施力，反复 3~5 次。

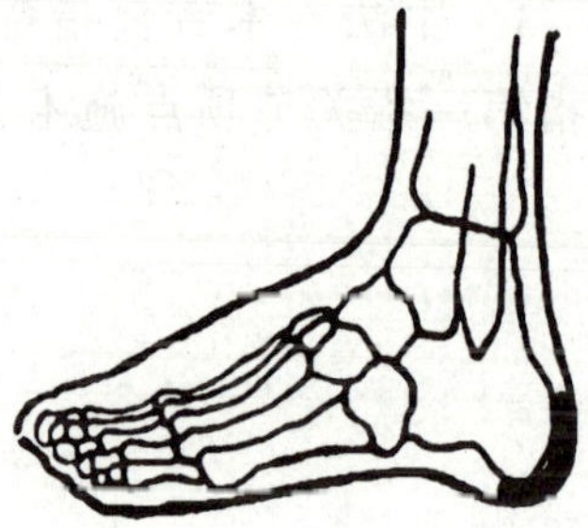

图 6—42　尾骨外侧反射区位置

二、膝

1. 反射区位置　双足外踝下骰骨与跟骨前缘凹陷区域，如图 6—43 所示。

2. 适应证　双膝酸软，膝关节痛。

3. 手法　术者食指弯曲，拇指紧贴于食指末节，以食指第一指关节顶点向下旋扭，反复 3~5 次。

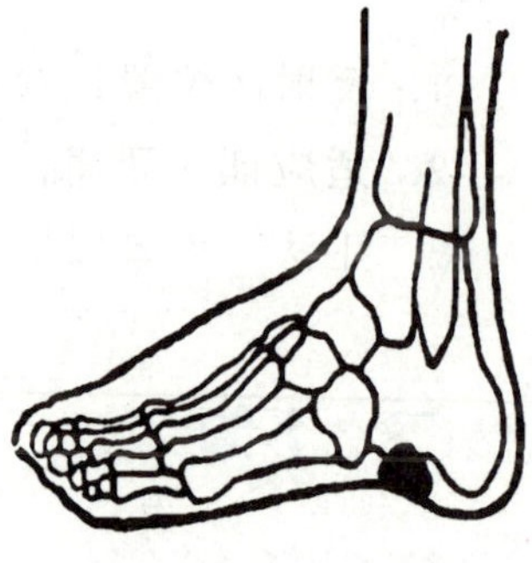

图 6—43　膝反射区位置

三、肘

1. 反射区位置　双足外侧第五蹠骨粗隆突起的前后区域，如图 6—44 所示。

2. 适应证　网球肘，肘关节炎。

3. 手法　术者以食指、中指弯曲，拇指紧贴于食指末节，以食指和中指第一指关节顶点施术，反复按压 3~5 次。

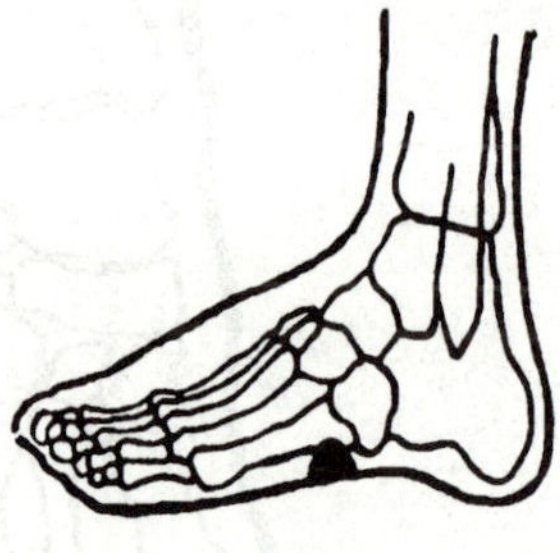

图 6—44　肘反射区位置

四、肩

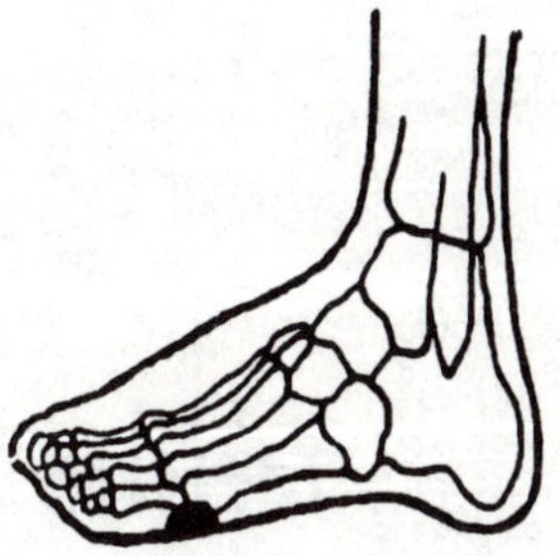

图 6—45　肩反射区位置

1．反射区位置　双足足掌外侧，第四、五跖骨后1/2 与骰骨连接的骰跖关节，如图 6—45 所示。

2．适应证　手臂酸痛，肩周炎。

3．手法　术者食指弯曲，拇指紧贴于食指末节，以食指第一指关节顶点施术，反复按压 3~5 次。

第五节　足　背　部

一、上颌

1．反射区位置　双足足背拇趾趾间关节横纹上方带状区域，如图 6—46 所示。

2．适应证　牙痛，牙周炎。

3．手法　术者以拇指指端由内向外推 3~5 次。

二、下颌

1．反射区位置　双足足背拇趾趾间关节横纹后方带状区域，如图 6—47 所示。

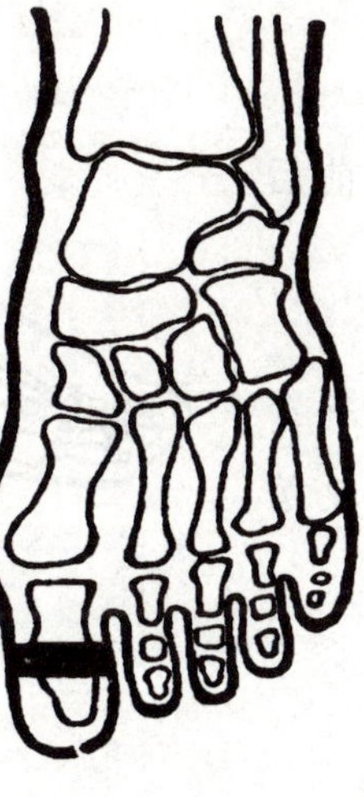

图 6—46　上颌反射区位置

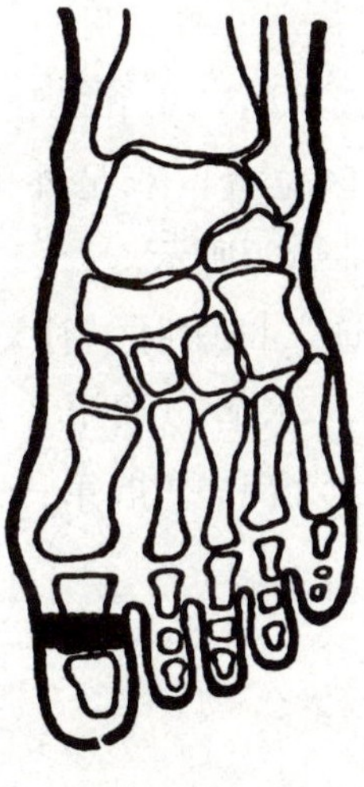

图 6—47　下颌反射区位置

2. 适应证　牙痛，牙周炎。

3. 手法　术者以拇指指端由内向外推 3~5 次。

三、扁桃腺

1. 反射区位置　双足足背拇趾近节趾骨两侧处，如图 6—48 所示。

2. 适应证　扁桃体炎症。

3. 手法　术者以双手拇指指端对按 3~5 次。

四、咽喉

1. 反射区位置　双足足背第一跖趾关节的外侧处，如图 6—49 所示。

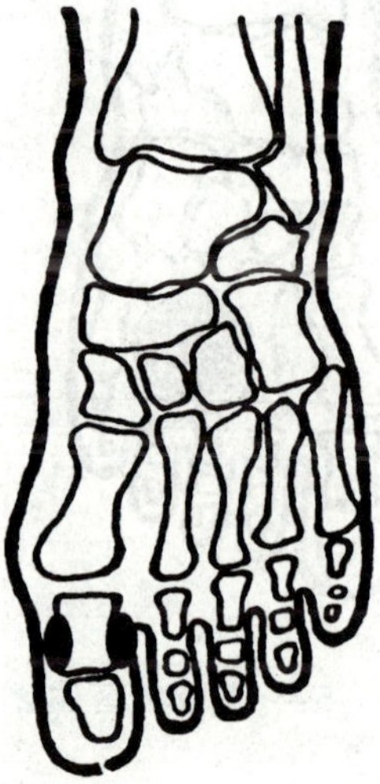

图 6—48　扁桃腺反射区位置

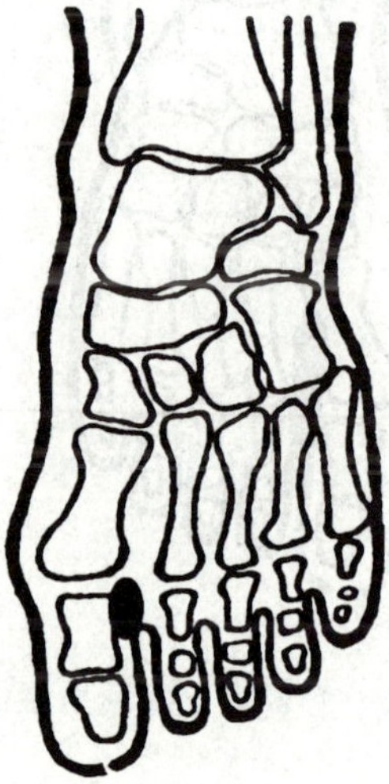

图 6—49　咽喉反射区位置

2. 适应证　咽炎，喉痛。

3. 手法　术者以食指桡侧端施术，反复点按 2~3 次。

五、气管

1. 反射区位置　双足足背第一跖骨体外侧处，如图 6—50 所示。

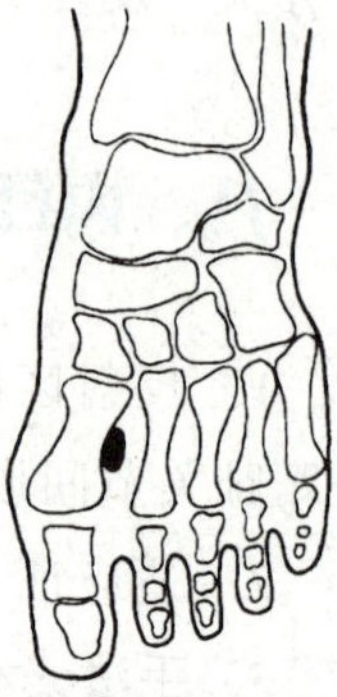

图 6—50　气管

2. 适应证　咳喘，声音嘶哑。

3. 手法　术者以食指桡侧端施术，反复点按 2～3 次。

六、胸部淋巴腺

1. 反射区位置　双足背第一跖骨外侧区域，如图 6—51 所示。

2. 适应证　增强免疫功能，胸痛。

3. 手法　术者以食指桡侧缘向脚趾方向反复抹 3～5 次。

七、胸

1. 反射区位置　双足足背第二、三、四跖骨所围成的区域，如图 6—52 所示。

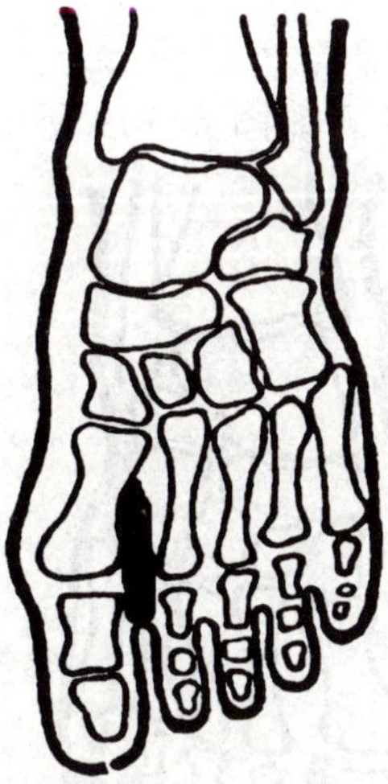

图 6—51　胸部淋巴腺反射区位置

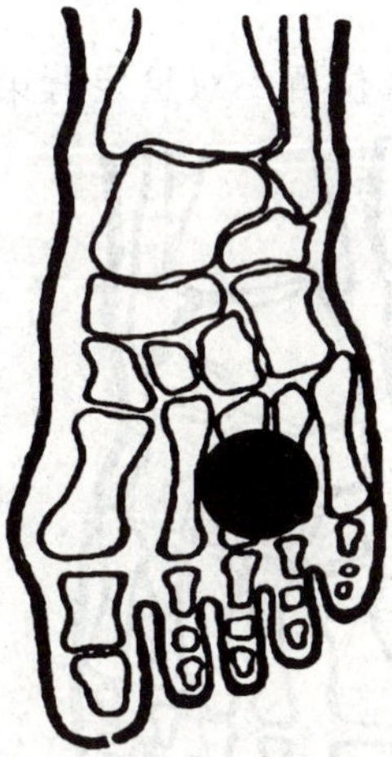

图 6—52　胸反射区位置

2. 适应证　乳腺病症，胸闷气短。

3. 手法　术者以双手拇指指腹由足趾向踝部施行分推，反复 3～5 次。

八、内耳迷路

1. 反射区位置　双足足背第四、五跖骨间前端至跖趾关节间形成的区域，如图 6—53 所示。

2. 适应证　耳聋眼花，平衡障碍。

3. 手法　术者以食指桡侧缘向足趾间方向施力，

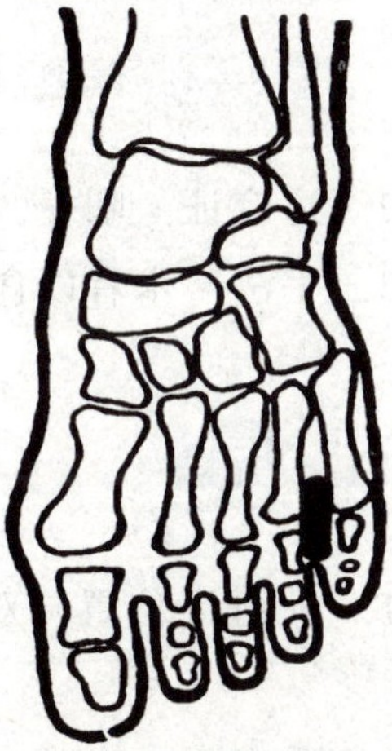

图 6—53　内耳迷路反射区位置

反复 3~5 次。

九、横膈膜

1. 反射区位置　双足足背跖骨、楔骨、骰骨关节高点处的横行带状区域，如图 6—54 所示。

2. 适应证　呕吐，呃逆。

3. 手法　术者双手食指弯曲成镰刀状，以食指桡侧缘自足背中央向两侧刮按，反复 3~5 次。

十、肩胛骨

1. 反射区位置　双足足背第四、五跖骨与骰骨向外分开形成的区域，如图 6—55 所示。

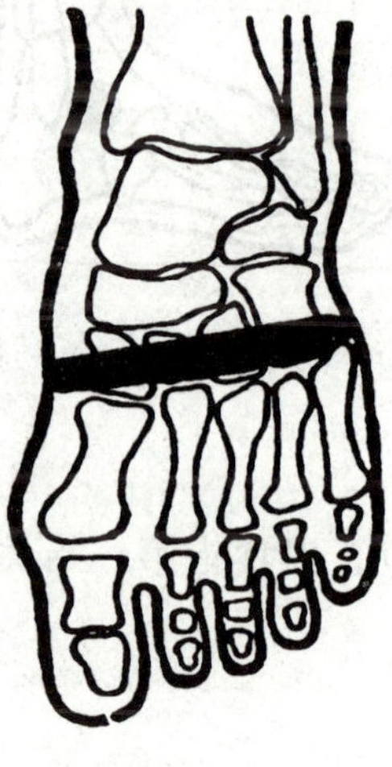

图 6—54　横膈膜反射区位置

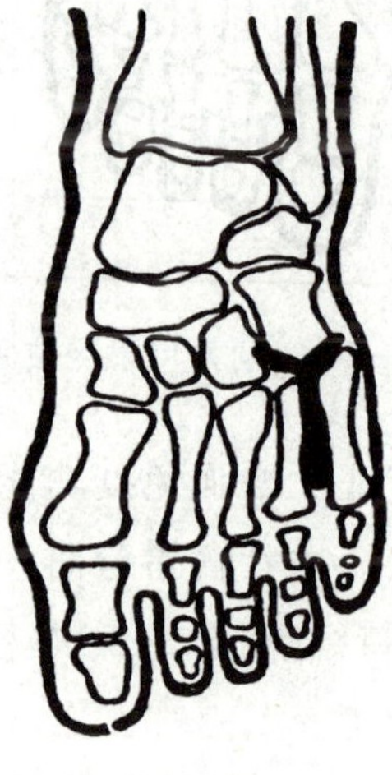

图 6—55　肩胛骨反射区位置

2. 适应证　肩周炎，肩背酸痛。

3. 手法　术者以双手拇指指腹向踝方向施行分推，反复 3~4 次。

十一、肋骨

1. 反射区位置　内侧肋骨反射区位于双足足背第一楔骨与舟骨之间的区域，外侧肋骨反射区位于舟骨、骰骨、距骨之间的区域，如图 6—56 所示。

2. 适应证　胸闷，肋骨的病症。

3. 手法　术者食指弯曲，拇指紧贴于食指末节，以食指第一指关节顶点施术，力度要轻，持续点按 2~3 次。

十二、上身淋巴

1. 反射区位置　双足外踝骨前，距骨、舟骨形成的凹陷处，如图 6—57 所示。

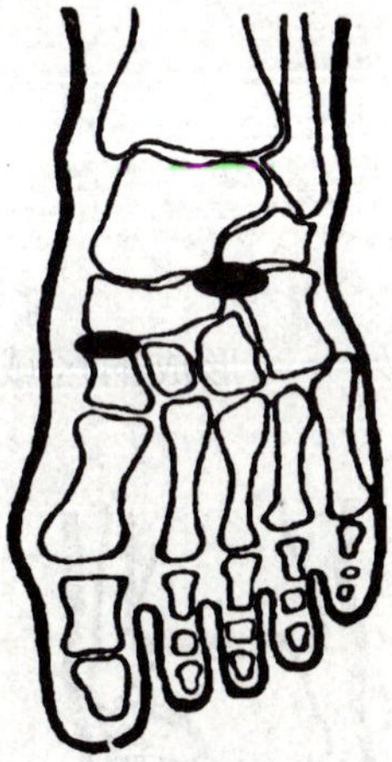

图 6—56　肋骨反射区位置

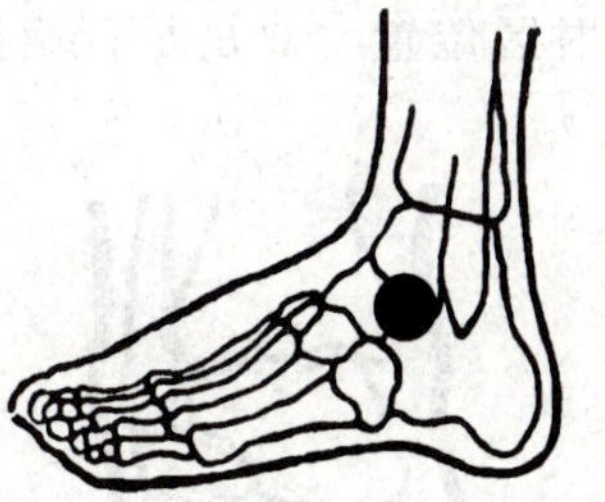

图 6—57　上身淋巴反射区位置

2. 适应证　增强免疫功能。

3. 手法　术者食指弯曲，拇指紧贴于食指末节，以食指第一指关节顶点施术，力度要轻，持续点按 2~3 次。

十三、下身淋巴

1. 反射区位置　双足内踝骨前，距骨、舟骨形成的凹陷处，如图 6—58 所示。

2. 适应证　增强免疫功能。

3. 手法　术者食指弯曲，拇指紧贴于食指末节，以食指第一指关节顶点施术，力度要轻，持续点按 2~3 次。

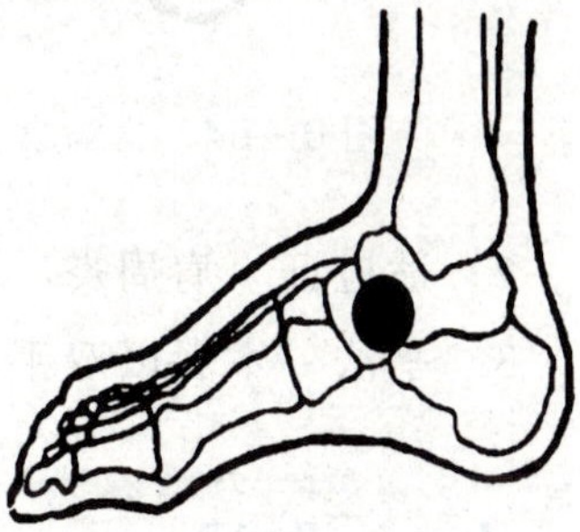

图 6—58　下身淋巴反射区位置

十四、髋关节

1．反射区位置　双足内侧踝及外侧踝下缘的半环状区域，如图 6—59 所示。

2．适应证　腰腿痛，髋关节活动不利。

3．手法　术者以拇指指腹由前向后沿踝内、外侧缘推抹，反复 3~4 次。

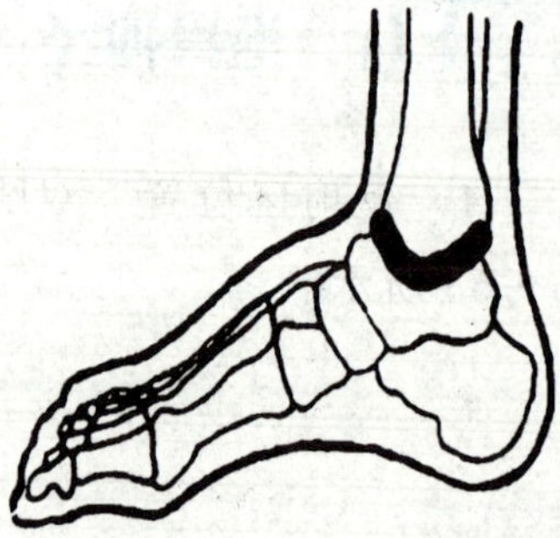

图 6—59　髋关节反射区位置

十五、腹股沟

1．反射区位置　双足内踝高点上方凹陷处，如图 6—60 所示。

2．适应证　疝气，阳痿。

3．手法　术者以拇指指腹施术，反复点按 2~3 次。

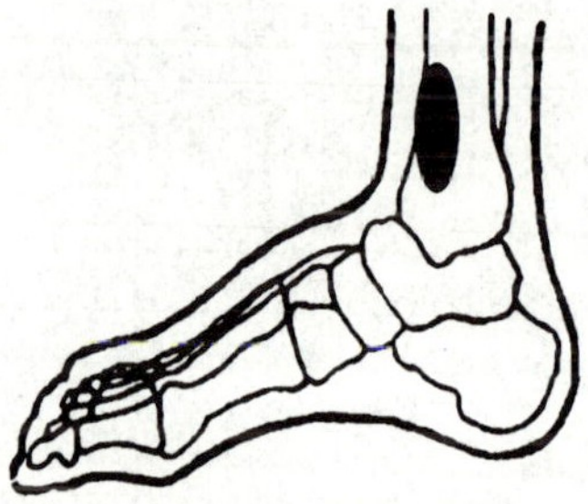

图 6—60　腹股沟反射区位置

十六、下腹部

1．反射区位置　双足外踝后方凹陷处，沿腓骨后方的带状区域，如图 6—61 所示。

2．适应证　痛经，月经不调。

3．手法　术者以一手拇指指腹由下向上进行压推，反复 3~5 次。

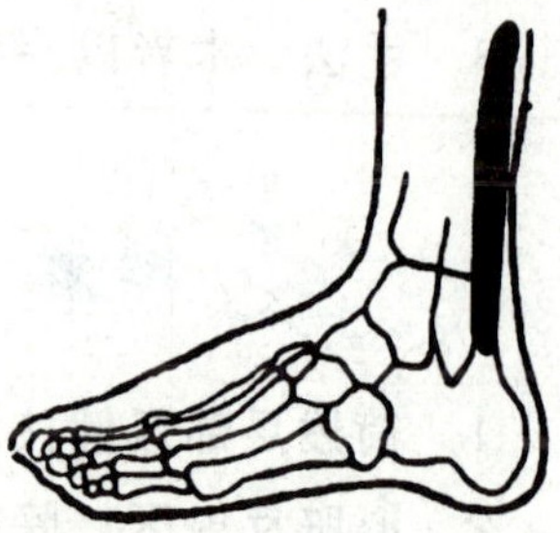

图 6—61　下腹部反射区位置

十七、直肠

1．反射区位置　双足胫骨内侧后下方，踝后向上三寸的带状区域，如图 6—62 所示。

2．适应证　痔疮，便秘。

3．手法　术者以一手拇指指腹由下向上施术，反复 3~5 次。

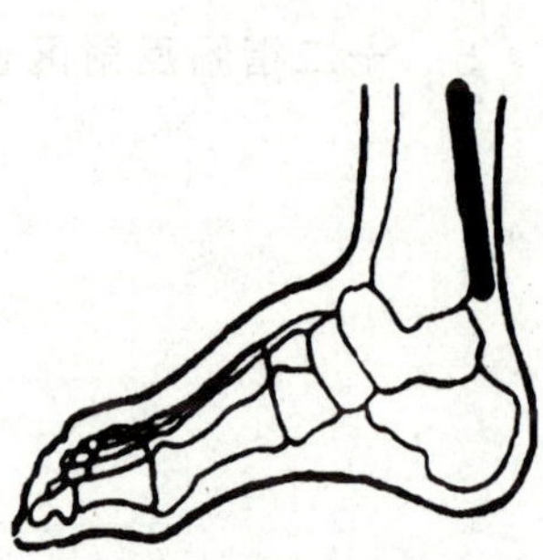

图 6—62　直肠反射区位置

十八、坐骨神经

1. 反射区位置　双腿胫骨后缘长形带状区域和腓骨前侧长形带状区域，如图6—63所示。

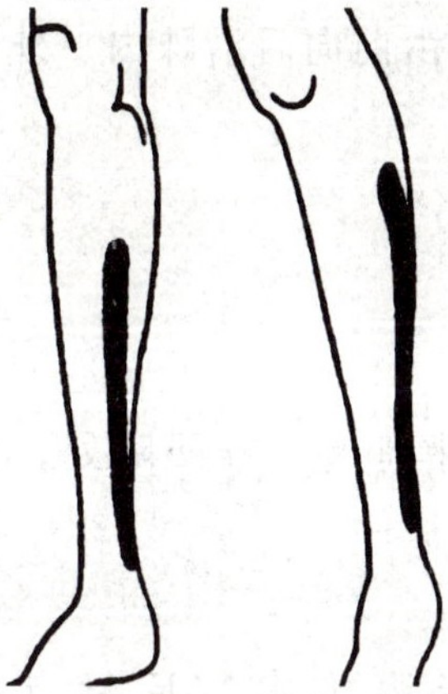

图 6—63　坐骨神经反射区位置

2. 适应证　坐骨神经痛。
3. 手法　术者以一手拇指指腹由下向上施术，反复 3~5 次。

思考·练习

1. 简述足部保健按摩操作顺序。
2. 心脏反射区、膀胱反射区、三叉神经反射区的位置各在哪里？
3. 眼部反射区的按摩手法是什么？
4. 甲状腺反射区的按摩手法是什么？
5. 十二指肠反射区适应证是什么？

第七章　足部按摩的应用

学习目标：

1. 了解足部按摩准备工作、操作要求、注意事项等内容。
2. 熟练运用足部反射区的按摩手法，缓解人体不适症状。

本章主要介绍足部按摩前的准备工作、操作要求、注意事项、禁忌证以及如何运用足部按摩手法缓解人体不适。

一、足部按摩前的准备

1. 术者简单介绍操作过程以及可能出现的一些反应，缓解受术者的紧张情绪和顾虑。

2. 术者应保持手部温暖。若手凉可先将双手搓热或用温热水浸泡片刻。

3. 术者双手要保持清洁并剪短指甲，避免操作中损伤受术者皮肤。

4. 用温热水浸泡受术者双足 20~30 分钟。

5. 准备好毛巾、足部润滑剂等用品。双足搓热后局部涂抹润滑剂，先将一只脚包裹好，再进行另一只脚的按摩。

二、检查力度

力度是指在施术部位用力的程度。由于每个人的足部对外力的感受程度不同，所以施加的力量就不同。术者以一手握住受术者足部，另一手拇指指端向上轻轻用力压推心脏反射区，然后术者以食指第一指关节顶点以中等力度向前方按压心脏反射区，再以食指第一指关节顶点向下方重力按压心脏反射区，观察受术者的反应，以确定所施力度是否合适。

三、操作要求

1. 定位准确。要牢记各反射区的位置，提高定位的准确度。

2. 姿势正确。要沉肩、垂肘、悬腕、掌虚、指实，不当的姿势会造成手部关节的损伤，而且影响手法效果的发挥。

3. 力度适宜。用力平稳、着实、均匀、柔和、舒缓、渗透，避免滞劲蛮力。

四、足部按摩注意事项

1. 操作中态度和蔼，精力集中，严禁施术时嬉笑。

2. 避免受术者在过饥、过饱、醉酒、过度疲劳等情况下进行按摩。

3. 足部按摩 30 分钟后让受术者喝 300 毫升温水，不要喝饮料。

4. 细心观察受术者足部是否有外伤、感染或癣症。

5. 每次操作 30 分钟，但体弱者或幼儿不宜超过 20 分钟。

6. 人体头部在足部反射区交叉反射（如左侧的眼、耳、三叉神经反射区在右足，右侧的反射区在左足）。

五、足部按摩禁忌证

1. 各种活动性出血。如脑出血、消化道出血等。
2. 急腹症。如胃穿孔、胆囊穿孔、急性阑尾炎等。
3. 肺结核活动期。
4. 严重的外伤、烧伤以及细菌性感染。
5. 重度支气管扩张。
6. 月经期和妊娠期。

六、亚健康的足部按摩

1. 预防雀斑的足部按摩

雀斑多见于女性，其面部常常出现浅棕色或黑褐色斑点。多因妊娠和脏腑功能异常造成气血失调，人体黑色素代谢产生障碍所致。蝴蝶斑一般在鼻两侧，黄褐斑呈不规则斑块。

（1）心脾两虚引起的雀斑足部按摩手法

1）沿受术者背部的足太阳膀胱经自上向下施行直推，力度由轻至重，反复3~5次。术者以双手拇指指腹置于背部心俞穴、脾俞穴，着力进行对按，并微微向上，反复3~5次，力度由轻至重。

2）术者以食指第一指关节顶点按压心脏反射区和脾反射区，反复3~5次。

3）术者以食指第一指关节顶点压推肾上腺、肾、输尿管和膀胱反射区，反复3~5次，力度由轻至重。

（2）肾虚引起的雀斑足部按摩手法

1）横擦腰部，频率由低至高再至低，以使腰部微热为度，力度要轻柔。术者以双手拇指指腹对按肾俞穴，力度由轻至重再至轻，反复3~5次，每次长按2~3分钟。

2）术者以食指第一指关节顶点按压肾上腺和肾反射区3~5次。

3）术者以食指第一指关节顶点压推输尿管和膀胱反射区。

2. 防止痤疮的足部按摩

痤疮又称“青春痘”，油脂性皮肤的青少年最易产生。由于肠胃不和，肺气壅滞，热邪攻其表，血瘀内阻，皮脂腺孔壅滞，阻碍皮脂的正常排泄，造成皮脂腺局部炎症，可能出现黑色炎性丘疹。

足部按摩手法：

（1）术者以一手拇指指端揉肝、胆和胃反射区，反复3~5次。

（2）术者以一手食指第一指关节顶点压推肺反射区。

（3）术者以两手食指第一指关节顶点按压上身淋巴和下身淋巴反射区，反复2~3次。

（4）术者以食指第一指关节顶点压推肾上腺、肾、输尿管和膀胱反射区，反复3~5次。

（5）术者以食指、中指和无名指第一指关节顶点刮压小肠反射区，反复4~6次。

（6）术者以一手小鱼际叩击双足掌部。

3. 预防面部皱纹的足部按摩

皮肤皱纹与人体健康及营养有密切联系。随着年龄的增长，皮下脂肪减少，若皮肤保护不当，皮肤营养不足，就会出现皱纹；通过足部按摩，可使人体血液循环加快，加快皮肤的代谢功能，延缓皮肤皱纹的产生。

足部按摩手法：

（1）术者以一手拇指指端压推双足的胃、胰和十二指肠反射区，反复3~5次。

（2）术者以一手食指第一指关节顶点压推肝、胆反射区，持续3~5次。

（3）术者以食指、中指和无名指第一指关节顶点刮压升结肠、横结肠、降结肠和小肠反射区，反复4~6次。

（4）术者以食指第一指关节顶点压推肾上腺、肾、输尿管和膀胱反射区，反复3~5次。

（5）术者以食指、中指和无名指第一指关节顶点向足趾方向刮腹腔神经丛反射区，反复3~5次。

4. 单纯性肥胖足部按摩

超过人体标准体重20%者为肥胖。人体摄取热量过多，运动量较少，肝脾功能失调，脂肪增加过多，使人体发生肥胖。

足部按摩手法：

（1）术者以食指第一指关节顶点按肝和脾反射区，反复 4~6 次，力度由轻至重。

（2）术者以一手拇指指端压推甲状腺反射区，反复 4~6 次。

（3）术者以食指、中指第一指关节顶点压推升结肠、横结肠、降结肠反射区。

（4）术者以食指第一指关节顶点按压双足脑垂体反射区，反复 2~3 次。

（5）术者以食指第一指关节顶点压推肾上腺、肾、输尿管和膀胱反射区，反复 3~5 次。

5. 脂溢性脱发足部按摩

脂溢性脱发常常伴有头皮屑和头皮瘙痒。由于内分泌失调，气血亏损，导致头发易脱落，造成脱发现象。

足部按摩手法：

（1）术者以一手拇指指端压推双足甲状腺反射区，反复 3~5 次。

（2）术者以一手食指第一指关节顶点按压脑垂体反射区，反复 3~5 次。

（3）术者以一手拇指指腹压推双足头反射区，由足趾向下施力，反复 4~6 次。

（4）术者以一手食指第一指关节顶点按压肾、生殖腺、膀胱反射区，反复 3~5 次。

6. 防治近视足部按摩

由于眼睫状肌出现异常，造成屈光不正，产生近视。多因长期近距离看书、双目过于疲劳、肝肾不足造成。可通过足部按摩，解除眼内过度充血，消除眼睛疲劳，预防近视。

足部按摩手法：

（1）术者以拇指指腹与食指指腹揉捏双足的第二、三趾侧，反复 2~3 次，再以食指第一指关节顶点按压趾腹根部，反复 3~5 次。

（2）术者以食指第一指关节顶点点按肝、肾和脑垂体反射区，反复 3~5 次。

（3）术者以拇指指端推压双足肾、输尿管和膀胱反射区，反复 3~5 次。

7. 足跟痛足部按摩

由于年老体弱，肾气不足，造成跟骨骨刺，使足跟着地疼痛，行走时造成足跟痛。

足部按摩手法：

（1）术者以一手拇指指腹点按患侧的委中穴和解溪穴，持续 1~3 分钟。

（2）术者以一手食指第一指关节顶点按压肝和肾反射区，反复 3~5 次。

（3）术者以一手拇指指端拨足跟部痛点 1~3 分钟。

（4）术者食指弯曲成镰刀状，刮压膝反射区，反复 3~5 次。

（5）术者以食指第一指关节顶点压推肾、输尿管和膀胱反射区，反复 3~5 次。

8. 月经不调足部按摩

妇女生理上有经、孕、产、乳的特点，容易发生月经不调。表现为妇女月经周期和经量的改变，出血期延长或缩短，出血量增多或减少。分为月经先期、月经后期和无定期几种类型。

温馨提示：

月经前、后期都可施术，月经期间严禁手法按摩。

足部按摩手法：

（1）术者食指弯曲成镰刀状，刮压子宫反射区，反复 3~5 次。

（2）术者以食指第一指关节顶点按压生殖腺和肾反射区，反复 3~5 次。

（3）术者以食指、中指第一指关节顶点向上刮压腹腔神经丛反射区，反复 3~5 次。

9. 预防酒糟鼻足部按摩

酒糟鼻俗称“红鼻子”，鼻部毛细血管扩张并伴有丘疹。多因脾胃不和、肺气上逆、大便瘀结、气血瘀滞造成。

足部按摩手法：

（1）术者以食指第一指关节顶点按压心和脾反射区，反复 2~3 次。

（2）术者以一手拇指指腹压推胃、胰和十二指肠反射区，反复 4~6 次。

（3）术者以食指桡侧刮压双足的肺反射区，反复 4~6 次。

（4）术者以食指第一指关节顶点压推升结肠、降结肠、肾上腺、肾和输尿管、膀胱反射区，反复 3~5 次。

10. 防止湿疹足部按摩

湿疹属于过敏性炎症皮肤病。由于风湿外邪侵入人体，皮肤会出现红色丘疹或水疱，有时甚至出现糜烂。

足部按摩手法：

（1）术者以食指第一指关节顶点按压心和脾反射区，反复 3~5 次。

（2）术者以双手拇指指腹按压上身淋巴和下身淋巴反射区，反复 3~5 次。

（3）术者以一手拇指指腹向上压推尿道和直肠反射区，反复 3~5 次。

（4）术者以一手食指第一指关节顶点压推肾上腺、肾、输尿管和膀胱反射区，反复 3~5 次。

思考·练习

1. 足部按摩前的准备包括哪几点？
2. 足部按摩的注意事项有哪些？
3. 简述足部按摩禁忌证。
4. 简述预防心脾两虚引起的雀斑的足部按摩手法。
5. 简述预防痤疮的足部按摩手法。

学习心得

学习心得

学习心得